偏方治大病效验录

张存悌　王　波　陈振喜　主编

辽宁科学技术出版社
·沈阳·

主编　张存梯　王　波　陈振喜
编委　杨红云　金东浩　赵书莲
　　　于桂艳　黄　娇　车　群
　　　刘立克　刘美思　刘　实

图书在版编目（CIP）数据

偏方治大病效验录／张存悌，王波，陈振喜主编．—沈阳：辽宁科学技术出版社，2013.3（2025.6 重印）
ISBN 978-7-5381-7864-7

Ⅰ．①偏…　Ⅱ．①张…　②王…　③陈…　Ⅲ．①土方—汇编　Ⅳ．① R289.2

中国版本图书馆 CIP 数据核字 (2013) 第 013683 号

出版发行：辽宁科学技术出版社
（地址：沈阳市和平区十一纬路 29 号　邮编：110003）
印 刷 者：小森印刷霸州有限公司
经 销 者：各地新华书店
幅面尺寸：168mm × 236mm
印　　张：7.75
字　　数：100 千字
出版时间：2013 年 3 月第 1 版
印刷时间：2025 年 6 月第 3 次印刷
责任编辑：寿亚荷
封面设计：赖　建
版式设计：袁　舒
责任校对：李　霞

书　　号：ISBN 978-7-5381-7864-7
定　　价：35.00 元

联系电话：024-23284370
邮购热线：024-23284502
E-mail: syh324115@126.com
http://www.lnkj.com.cn

前　言

偏方通常指民间验方或单方，大概为了区别于方书中的“正方”，而称之为偏方，似乎属于另册。其实，中医最初的药物治疗本来就是以单方形式从民间开始的。《本草经集注》云：“藕皮止血起自庖人，牵牛逐水近出野老。”意思是说，厨师的手被割破，发视藕皮可以止血；牵牛可以利水，出自老农的经验。许多医药知识都来自于民众之间。中医最早的典籍《黄帝内经》中所收13方，差不多都是偏方。《伤寒论》中也有所谓偏方，如甘麦大枣汤、当归生姜羊肉汤等，《金匮要略》中即有单方55个之多。可以说，中医从诞生那天开始就有了偏方，以后虽然有了所谓正方，偏方与正方仍旧并行不悖，正方并未完全取代偏方。毫无疑义，偏方自有其特点和优势。

一、偏方具有简、便、廉、验四大特点

简：药物简单。大多数偏方药物简单，两三味即可，很多偏方只有一味药物，故又称单方。少数偏方含药物较多者，通常都有成药供售，如云南白药、季德胜蛇药、龟龄集等。

试看一味白芷即救治了将死之人案例：宋朝时，临川有人以弄蛇卖药为业。一日为蛇所咬，即时发作，一侧上臂肿大如腿；不一会儿，遍身皮肉肿胀作黑黄色，遂死去。有道人曰：“此人死矣，我有一种药能疗，但恐毒气益深或不可治，诸位能相与证明，方敢为之出力。”众人应之，乃求钱20文急走，约一顿饭工夫奔回。命取新汲井水，解囊中药调一升，扶伤者口灌之。药灌尽，黄水自其口中流出，臭秽熏人，四肢肿胀应手消缩。其人坐起，与未伤时无异，遍拜众人，尤其郑重致谢道人。道人曰：“此药甚易办，不过是香白芷一物罢了，法当用麦冬汤调服，今事急迫，故以水代之。”有人得其方，遇鄱阳一位兵卒，夜间值勤，被毒蛇啮腹。次日赤肿欲裂，亦以此饮之而愈。

便：药材易得，投用方便。大多数偏方取材方便，均系常用药品，有的甚至就是寻常食品，所谓“有不费一钱而其效如神者，虽至穷乡僻壤之区……无不可以仓促立办，顷刻奏功”。

唐宪宗年间，宰相武元衡小腿上生了臁疮，发热瘙痒，肌肉腐烂，脓血淋漓，精神疲倦，食欲减退。太医调治，可惜久未好转。一天，一位新来的厅吏问道：“相爷一直闷闷不乐，时又低声呻吟，是否贵体欠安？”武元衡把病情告诉了他，厅吏听后，说：“下官有一处方，专治多年恶疮，用药不过几次，就

可痊愈。方用鲜马齿苋捣烂敷在疮上，每天换药一次就可以了。”武元衡依法用之，果然痊愈。一个宰相生了臁疮，太医调治，久未好转。竟用田间寻常野菜治愈，取之何其方便。

廉：价格低廉。因为是常用药物，且药味较少，故价格低廉。

请看寻常木屑治病例：清末某日，一位中年患者向蜀中名医郑钦安就诊，自诉以抬滑竿为生，跋山涉水，枵腹远行，栉风沐雨，饥饱不时，患有胸腹疼痛，呃逆嗳气等痼疾。因为家贫无力医治，拖延已有数年，希望能赐一个廉便良方，少花点儿钱。郑氏诊毕，凝思一番告之：“街头有家富户正做家具，可去讨些锯木屑末，每次用一小撮（5克许），再加生姜5片，煎汤送下，10天后再议。”病家半信半疑，遵嘱而行。10天后患者来谢，称说多年痼疾竟已霍然而愈。原来，街头富户在用檀香木打家具，如果直言取之入药，恐富户吝啬不予，故托言取其锯末。檀香理气舒胃，加生姜温中散寒，切中病机，价廉而效佳。患者请人写了几句话贴在郑氏诊所门前：“锯末姜汤饮，郑君医术精。小方治大病，有病快来医。”

按：郑钦安用寻常木屑治愈此贫困患者，其怜贫济困可谓德高，数年沉疴旬日而除可谓术精。所谓“竹头木屑，皆利兵家”，真善于随机用巧之良医也。

验：灵验有效。俗话说，偏方治大病。有些病症，名医辨证论治，使尽招数，却无效果。一旦用了偏方后竟能应手而效，真所谓“单方一味，气煞名医”。所以偏方不可小瞧。

宋代文坛大师欧阳修常常苦于腹泻，屡经名医诊治，疗效不显。一日，夫人对他说：“街市上有人出售治疗腹泻的药，3文钱一帖，据讲很有效，偏方能治大病，何不买来一试？”欧阳修不太相信：“我们这些人肠胃与常人不同，不可轻易服用这些药。”夫人出于无奈，想出一个办法，暗暗嘱咐家人去市上将药买回，又请名医诊治处方，然后谎称这是某名医所开之药，让欧阳修用米汤调服，岂料一服即愈。事后，欧阳夫人以实相告，欧阳修大喜，马上派人把售药人请来，重金相赠以求其方。售药人告之，药只车前子一味而已。赵学敏所言：“欧阳子暴利几绝，乞药于牛医。”说的即是此事。

二、单方一味，气煞名医

偏方还有一大优势，即有是证，用是药，见什么证就用什么方，即或外行也可使用。所谓“果能方与证对，则药到病除，无医亦可”。无须医家再细辨病情，省却求医的麻烦。偏方能广泛长久地流传于民间，一个重要原因就是老百姓自己就可以运用。

许多偏方都是实践中偶然发现的，虽然病是治好了，但却讲不出什么道理来，所谓知其然，不知其所以然，疗效就是硬道理。有些看似不起眼的单方，治好了名医屡治不效之证，其结果令名医瞠目结舌，“单方一味，气煞名医”就是这个意思。下面举例证之。

清代镇江知府徐守臣之母，年逾六旬，患上一种怪病，粪便竟从口中呕出，诸医治之不效。请名医薛雪诊视，诊脉后说道：熟思此病不单胃气上逆，并且大肠传导亦失常，现在却无的对之方，急切不能施治，容缓待数日再当造访。回家翻阅所藏之书，并无此症，自然也无的对之方。一日，遇一虎撑先生，即走方郎中，问有无此病治法？答曰：我师傅能治之。薛氏问：你师傅在哪里？告以住在南郊。薛氏遂往见老翁，老翁以药末10剂付之。问是何药？说：一味通幽散，乃蜣螂虫也。薛雪持归而往诊之，先以5剂治之而愈。不到1个月复发，再与5剂，乃断其根，永未复发。（《薛一瓢医案》）

按：此症甚奇，以名医薛雪之水平犹无从下手，竟被走方郎中以蜣螂虫一味治愈，病虽治好，但讲不出道理来，所谓知其然不知其所以然。

三、历代医家重视偏方

不要以为偏方不入正册，就被医家瞧不起，历代医家包括诸多名医都是重视偏方的。晋代葛洪的《肘后方》、药王孙思邈的《千金方》、李时珍的《本草纲目》等都收载了许多偏方。清代鲍相璈则专门编集了《验方新编》，他以“救苦之心，校雠不倦，寝食与俱，盖二十年于兹矣”。用了20年心血收集验方，编写此书。赵学敏的《串雅》则收集民间偏方4000多个。他在序中所言：“欧阳子暴利几绝，乞药于牛医；李防御治嗽得官，传方于下走。”都是流传很广的偏方救治大人物的例子。

除中医专业著作收录了大量偏方外，其他文史典籍、稗史笔记都有散在记载。历史上，许多大学者都重视偏方的收集，著名的如苏东坡、沈括都曾经撰有偏方专书，后人将二公之书合并一起而成《苏沈良方》，《四库全书提要》对此书有很高评价：“宋士大夫通医理，而（苏）轼与（沈）括尤洽多闻。其所征引，于病症治验，皆详著其状，凿凿可据。其中如苏合香丸、至宝丹、礞石丸、椒朴丸等类，已为世所常用，至今神效。既有奇秘之方，世不恒见者，亦无不精妙绝伦，足资利济。”至于民间偏方更多，确实是一个值得挖掘的“宝库”。

近代大学者章太炎曾说：“取法东方，勿震远西；下问铃串，勿贵儒医。”以章老夫子满腹经学恃才傲物之辈（此老对医学亦深有研究），犹能屈尊“下问”于走方铃医，足见他对民间医药的重视了。

名医章次公称：“经方与单方犹车之两轮。”他善用偏方治病，如治疗痢疾的“通痢散”，即采自小说《镜花缘》。

名医岳美中亦重视专方，倡导辨证论治与专病专方相结合，他也颇为留意专病专方的收集，在其著作中屡次提到专病专方治病获效的案例。

京城四大名医之一施今墨64岁那年，突患胸膜炎，西医每天抽去胸水几百毫升，仍无起色，病势日沉，家人已在准备后事。处于弥留之际的施今墨突然想起某本医书中有甜瓜子、西瓜子可去此病之记载，便嘱家人买来瓜子，捣碎煎汤，渴了就喝，并用该汤煎药，几天后，病竟霍然而去。偏方可谓救了他一命。

四、对待偏方，避免两个极端

一是轻易否定，全盘否定。认为偏方不足信，甚至是骗人的把戏。偏方不见得每用必效，但很多偏方确实有效，有无数实例可以证明，全盘否定的观点是对中医学的不了解所致，许多名医都对偏方有一个认识过程。如清代严州有一僧人，每于夜间睡觉则汗出遍身，清晨时衣被皆已湿透，20多年不愈。有一监寺教以霜桑叶焙末，米汤送下10克，数日遂愈。现代名医魏龙骧（1912—1992）先生读到此说时，以为出于文人笔记，不足为凭。后遇患夜汗者数例，为验其究竟，独取桑叶一味，不杂他药，投以试之。不料，皆收效验，自此方确信不疑。他深有感触地说："寄语世之独重经方而轻中草药者，亦可以余为鉴矣。"

二是过于迷信，逢病必求。偏方固然有效，但并非每投必效。中医学用药的主导方式还是辨证论治，即具体问题具体分析，所谓一把钥匙开一把锁。偏方可以视为一种补充方式。再说，疾病是千奇百样的，偏方却是有限的，无法想象每一种病症都有偏方对应。此外，有些药性较峻的偏方，使用起来还是应该谨慎。

五、使用偏方要有辨证观点

历史上有一个著名的例子，说明使用偏方时应有辨证的观点，否则可能偾事。宋代苏东坡从同乡巢谷那里得到一个验方"圣散子"，把它收录在验方集《苏学士方》中。该方专门治疗时疫，即今天所说的急性传染病，他称："用圣散子者，一切不问阴阳二感……状至危笃者，连饮数剂而汗出气通，饮食渐进，更不用诸药连服取瘥……若时疫流行，不问老少良贱，平旦则煮一釜，各饮一大盏，则时气不入……真济世卫家之宝也。"他还说："谪居黄州，连岁大疫，(用圣散子方）所全活者不可胜数。"

但是清代名医陈无择指出："此药实治寒疫，因东坡作序，天下通行。辛未年，永嘉瘟疫，被害者不可胜数。盖寒疫流行，其药偶中，抑未知方土有所偏宜，未可考也……今录以备疗寒疫，用者宜审究其寒温二疫，无使偏奏也。"(《三因方》）明代医家俞弁也说过："宣和间（宋徽宗年代）此药盛行于京师，太学生信之尤笃，杀人无数，医顿废之。"（《续医说》）

编者看法，东坡在圣散子方使用上确实存在误导问题，考本方一派辛燥药物，只适于“治寒疫”，治热疫却不可以。但此老却说：“不问阴阳二感”，“不问老少良贱，平旦则煮一釜，各饮一大盏”，全无中医基本的辨证观点，导致辛未年、宣和年间两次疫疠“杀人无数”，难辞其咎。说到底，是缺乏辨证的观点。

现在举例说明辨证精神的运用：

治疗口疮，本书选了两个偏方：有陈姓小孩，3 岁，口舌生疳，满腔糜烂，内服核黄素，注射抗坏血酸，均未见效。名医叶桔泉教改用鲜蒲公英每次 100~150 克，煎浓汁频频呷服，当天即见效果，过两日腐膜脱落，口腔恢复正常。此药遍地均有，俯拾即是，以后试用多例均佳（《实用经效单方》），用的是蒲公英。

另有一人患了口疮，久治不愈，此起彼伏，十分苦恼，请泗洲名医刘顺前往治之。刘顺看了病人后，就削了一片肉桂让他以口含之。病人面露难色，因为口疮多属热证，肉桂乃是热药，口含肉桂岂不是以热治热，无异于以火浇油吗？刘顺说：口疮久治不愈，是因为服清凉之药过多的缘故，不用此药治不好。病人带着疑惑含起肉桂，结果，久治不愈的口疮居然治好了（《泗洲志》），用的是肉桂。

两案分别用的是蒲公英和肉桂，两者药性一寒一热，老百姓怎么选用？一般而言，口疮似乎多属热证，老百姓所称“上火”了，此时用蒲公英是对症的。但实际上，口疮亦有由虚寒引起者。还有口疮久治不愈，是因为服了过多凉药的缘故，病情由阳热转化成虚寒，这两种情况再用凉药等于南辕北辙，因此无效。此时应选用肉桂，其性辛温，善于引火归原，治疗虚寒所致口疮确属对症妙药，自当收效。

由此看来，选用偏方应有辨证的观点，外行不妨请中医专家参考一下，切忌死守一方拘执不变，一条道走到黑。

六、本书选方特点

俗话说，千方易得，一效难求。是说天下偏方有千千万万，偏方书也到处都是，虽称秘方，十分容易得到，但真正有效者却很难求。有鉴于此，本书所收偏方力争做到疗效确切，达到简、便、廉、验的目标。为此，选方时遵循下面 3 条原则：

1. 出处明确，来源可靠，每方均注明出处。

2. 于理可信，不能有悖医理。某些偏方可以与理不通，讲不出个中道理，即所谓知其然，不知其所以然，但不能违背常识。多数条目，编者加了按语，以助读者理解。

3. 所选偏方确有治疗获效经历。耳听为虚，眼见为实。大多有时间、地点、人物和情节，记述了验证经过，有时甚至是亲身验证，令人可信。编者崇奉东坡、沈括两位大学者的精神，对所录验方，必“凿凿可据”，“目睹其验，始著于篇”。

此外，在文字上尽量做到通俗易懂，对古代文献中的晦涩文字，略作加工，使之明白畅晓。为了使读者更好地辨识药物，对某些偏方配有插图。

尽管如此，在偏方的收集上可能不够全面，必有沧海遗珠之事。其他缺憾也在所难免，还望高明赐教。

目　录

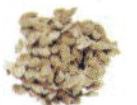

一、养生益寿方

1．青娥丸补肾延年

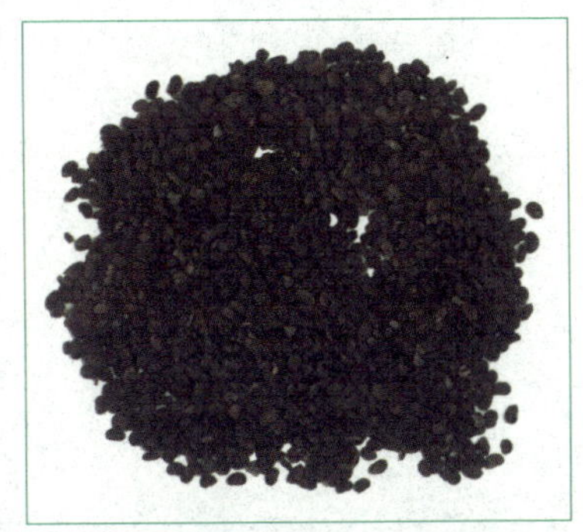
补骨脂

唐朝元和七年，年近六旬的宰相郑絪奉朝廷之命，出任岭南节度使。因年高体弱，加之南方潮湿，郑任职不久即因湿气感伤身体，引起多种疾病发作，阳气日渐衰竭。经服用钟乳石等补剂，百端不应。正在苦无良策之际，一位来自诃陵国（今印尼爪哇或苏门答腊）的船主，名叫李摩诃，获知郑氏病况后，前来探望，并献上一个方和已经配好的药，嘱郑絪服之。郑氏起初置疑而未敢服，经摩诃再三劝解，方始服下。服后七八日，病情开始减轻，于是坚持服下去，效果更加明显，最后疾病竟然痊愈了，身体也强壮了许多。此时，郑氏方笃信此药之功力。原来，李船主所献药方仅有两味药，即后来青娥丸中之主药补骨脂和胡桃肉（核桃仁）。此药制法是：将补骨脂洗净研为细末，胡桃肉去内皮捣如泥，用蜜和匀，贮于瓷器中，每日晨以暖酒调药一匙服之，然后进餐以饭压下，或以开水调和服之亦可。本方主治肾气亏虚、五脏虚损、各类腰痛等。

3 年后，郑相国离任归京，将此方录下传于他人。经多人服用后，发现该方不仅对腰痛、脚气（因湿气造成的下肢肿胀或痿软症）等有良效，经常服用还能壮筋骨、活血脉、乌髭须、益颜色，对老年人可起延年益寿、悦心明目的作用。特别是服此药可使人鬓发变黑，人更显年轻。此方如此功宏卓著，后人有诗赞曰：“三年持节向南隅，人信方知药力殊，夺得春光来在手，青娥休笑白髭须。”青娥丸之名即源于此。古时女子用青黛画眉，后来泛指青年女子。（《续传信方》）

按：按照中医理论，肾为先天之本，老年人及素体虚弱者多是肾气亏虚。肾气亏虚常见的表现有：腰酸腰痛、小便不畅或遗尿、头发花白或发黄及性功能方面的障碍等。青娥丸中含有补骨脂、胡桃肉，都是补肾强腰之品，具有温补肝肾之功，服后可使腰痛若失，须发乌黑，筋骨强壮，从而体健年轻，可与青年女子相媲美，故名“青娥丸”。

此方原来剂量是补骨脂 250 克净洗晒干，核桃肉 500 克去皮，共研细如泥，和蜜调黏稠，瓷器收藏。清晨以药一匙，调温黄酒服之，然后吃早饭。如不能饮酒，亦可用开水调服。李时珍说："此方亦可作丸，以温酒服之。"

关于此两药的配合，《方外奇方》说：补骨脂属火，使君相二火相通，故收敛神明，使元阳坚固，骨髓充实，以涩为主；胡桃属水，润燥养血，以润为主。两药有水火相生之妙。《韩氏医通》则谓："二药盐水糊丸，治腰湿痛如神。"后来青娥丸中又加入杜仲，制丸服用。

2. 二至丸治疗肾虚

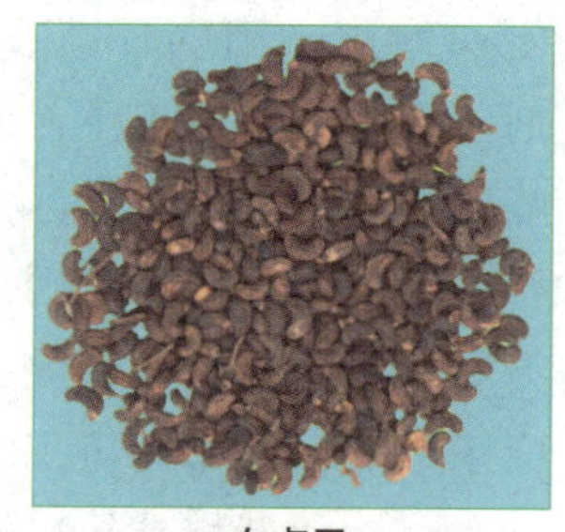

女贞子

明朝末年，安徽休宁地区有一儒生名叫汪汝桂，自幼体质较弱，及至成年仍羸弱单薄。但他天资聪颖，经史百家过目不忘，深得父爱。不料老父身患重病，临终遗命："不为良相，且为良医。"汝桂遂弃儒习医。他临症善于发挥，遇危重之症，常常独出心裁，每能化险为夷，在当地颇有名气。但他因为先天不足，加上多年苦读，没到40岁便未老先衰，须发早白，头目昏花，一派早衰之象。百般调理，终不见功。某日他带弟子进山采药，投宿于寺院。遇一百岁老僧，步履矫健，须发乌黑，耳聪目明，便向其请教养生之道。老僧指着院中一株高大的女贞树说："取女贞子用蜜酒搅拌，蒸食即可。"汪汝桂反复琢磨，觉得有理，为增加效果，根据自己经验，他又加入旱莲草，将两药制成丸剂。试服半个月，效果很好，连续服用半年后，须发已黑，虚衰之象全无，且感精力过人。几年后，汪汝桂行医路过浙江丽水，探望同乡好友汪昂。汪昂见其全无昔日病容，显得光彩照人，颇感惊异，便问其服了什么药，汝桂便以实相告。汪昂家资富有，不免放纵酒色，亦有肝肾不足之症，便如法炮制，服食后亦取得满意效果。汪昂素嗜医书，想以家资做些流传千古之事，便以厚薪延聘汪汝桂编撰医书。汝桂历时4年，为汪昂编著医书4部，在编写《医方集解》一书时，他将女贞子、旱莲草作为补益肝肾之方收入其中，起名为"二至丸"，因其疗效卓著，故而流传至今。

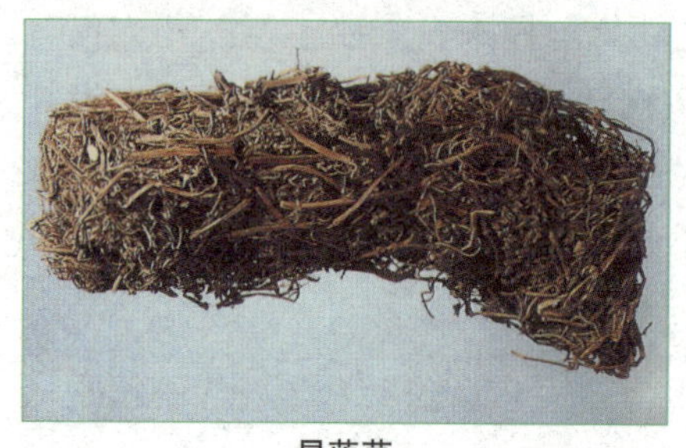

旱莲草

按：二至丸为补益肝肾名方，由女贞子、旱莲草组成，善于治疗肝肾阴虚所致眩晕耳鸣、腰膝酸软、须发早白等症，虽然药物仅有2味，效果却很突出，至今为医家们所喜用。

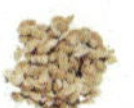

3．御用圣药龟龄集

山西太谷县广升远药店（今山西中药厂）的龟龄集以“补品之王”名扬中外，它的来历，说来源远流长。

明代朱元璋的八世孙朱厚熜（嘉靖皇帝）体弱无子，1522年登基后，恐其寿命不永，即崇尚道教，大搞方术，广泛征集长生不老方药。方士邵元节和陶仲文精心研究宋代道士张君房所辑《云笈七签》后，广集长生不老药，以人参、鹿茸、海马、雀脑、地黄、肉苁蓉、枸杞子、淫羊藿等28味珍贵滋补药材配制一方，经过独特的炮制加工，采用炉鼎升炼技术精制成药，取名“龟龄集”，意喻像灵龟一样寿龄千年，作为长生不老的“仙药”，贡献给嘉靖帝。嘉靖帝服药后，果然身体日渐强健，连生9个儿子，从此，龟龄集列为“御用圣药”。

邵元节、陶仲文因献药受宠，位跻高位。当时协助炮制龟龄集并兼任皇宫医药总管的人是陶仲文义子，为山西太谷人氏。他告老还乡时，将龟龄集处方秘密带回，自家炮制服用，或作礼品馈赠亲友。后来，几经辗转，此药处方传入广升远药店，从此龟龄集成了该店的独特产品，广传民间。但其神秘的处方、特异的升炼工艺，为广升远药店独家占有。

1975年，我国著名数学家华罗庚先生亲自到山西中药厂对龟龄集升炼术和升炼工艺进行实地考察，并对龟龄集工艺运用优选法，成功地研制了龟龄集电子数控程序电升炉，实现了龟龄集升炼工艺的飞跃。

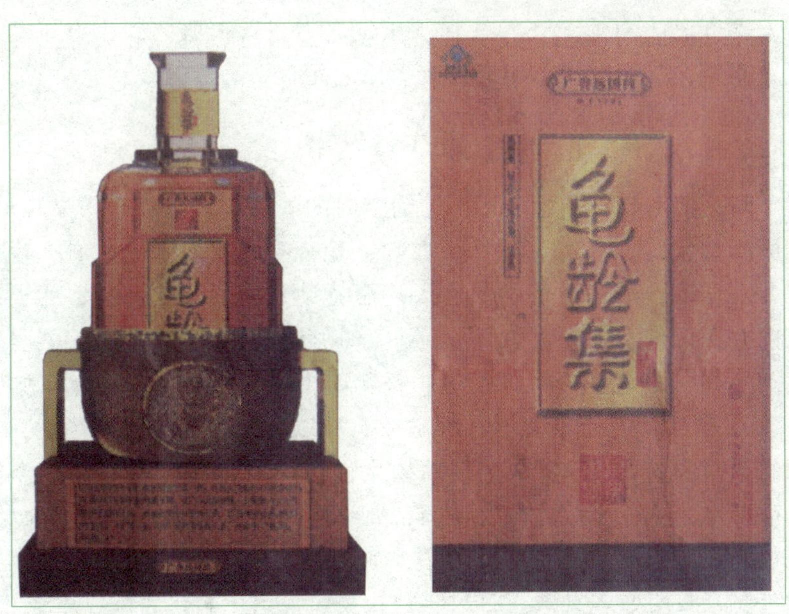

龟龄集

4．打老儿丸治疗早衰

“打老儿丸”方出自明代《万氏家抄方》，是一首有名的养生益寿方剂，据云：“服五日便觉身轻，精神爽快；二十日语言响亮，手足轻健；一年白发转黑，行走如飞；久远服之，百病消除，面如童子。”相传，有一老妇人，家中藏有秘方可以延年益寿，自制为丸经常服用，所以这位老妇人虽然年逾百岁，却依然青丝黑发，步履矫健，看上去像中年样子。妇人有几个儿子，都遵照老人服药之法，因此这些儿子虽都年过古稀，却还“面如童子”。只有她的小儿子性格乖僻，说什么都不肯服用老娘配制的药丸，所以他到 70 岁就已经弓背弯腰，白发苍苍，老态龙钟。有一天，母子俩因为服药之事又发生争执，气得老妇人拿起鞭子追打“老儿”，这样就有许多人围观过来，大家都觉得奇怪，怎么一个中年妇人去欺侮老头儿？于是不少人都过去责问妇人，妇人说：“你们有所不知，他是我的老儿子，年纪未满 70 岁，已经伛腰曲背，老态龙钟，家中藏有良药，令其长服，而他百般违拗，衰弱至此，我因此责怪之。”围观者方然醒悟，真相大白。大家都对老妇人的药丸发生兴趣，求之者甚众，遂将此药称为“打老儿丸”。

打老儿丸药物组成：熟地 180 克，茯苓、山药、杜仲、枸杞子、山茱萸各 120 克，巴戟天、肉苁蓉、五味子、远志、楮实子、小茴香、川断、牛膝各 60 克，石菖蒲 30 克。用法：共研细末，炼蜜为丸，每服 6~9 克，早、晚用淡盐汤或白水送服，冬日用黄酒送下。本方填精补血，益气安神，培元固本。服之善治诸虚，安养五脏，有返老还童、乌须黑发之力，久久服之，大有奇功。适合平常人养生益寿，久病虚弱、年老体衰者用之尤宜。

5．还少丹轶事

民国年间，湖南有位刘姓老中医，为当时的国医馆理事，每次来京城开会，必偕一佳丽少妇同行。人都窃谓红颜白发，是否有御女之术乎？有人说：安知丽人非其儿女辈耶？答曰：不然。有人清晨看见刘叟的旅馆房间，丽人高卧未起，而室内并无两床，其非儿女辈也必矣。某日宴会上，众医纠缠刘叟发表健身之道，刘叟亦乐道往事，掀髯说道：吾年四十许，患有阳痿证，不知人道者近 10 年。某一天因为齿牙浮动，摇撼欲脱，就以还少丹药味改为汤剂，煎服四五剂效果大显。继续服之 10 剂，则枯杨生稊，源泉竟得复活矣，至今欲海波澜，非双宿不快，虽在短促之旅行期间，亦必与小妾同行也。言罢，众始恍然，然而仍然怀疑还少丹药味平淡，未必有如此功效。刘叟曰：余每年须服二三十剂，经介绍友人服用亦多有效。言时，目视吴叟说道：君可否作一实验报告也？吴叟者亦长沙名医也，闻言大呼，“刘叟害人不浅”。众人兴趣大发，问其缘

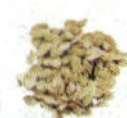

由，吴叟笑而不言。众人转而询问刘叟，始知吴叟因为齿牙浮动，刘叟介绍他也服用还少丹后立效。不料其时夫人刚刚悼亡，服药后元阳无制，辗转床第，大是苦事。所谓害人也者，即指此也。众人闻言，为之绝倒。

还少丹方出自宋代《仁斋直指方论》，药物组成：熟地30克，茯苓、山药各45克，杜仲30克，山茱萸45克，巴戟天、肉苁蓉、五味子、远志、楮实子各30克，小茴香45克，续断30克，牛膝45克，酒菟丝子30克。共为细末，炼蜜为丸如梧桐子大，每服30丸，淡盐汤送下。另外，宋代《洪氏集验方》中亦有此方，较上方少川断、菟丝子两味，多石菖蒲、枸杞子两味。有意思的是，仔细对比可以发现，打老儿丸与还少丹的组成大体相近，较《洪氏集验方》仅多续断一味，较《仁斋直指方论》多石菖蒲、枸杞子，而少菟丝子。

6．萃仙丸轻身延年

清康熙年间，户部尚书王骘在殿前奏事，跪拜起站颇为轻健，康熙皇帝问道："卿今年几何矣？"王骘对曰："臣不敢隐，臣今实年八十。"皇上又问："居常用何药饵？"对曰："向者科臣陈调元贻臣一方，名萃仙丸。并无奇草异味，而甚能益人。陈调元服之，八十岁尚生一子，存年九十六岁。臣亦用之日久，以是幸享余龄，效犬马之报于陛下耳。"康熙命令进献此方。次日王骘恭恭敬敬抄好呈报皇上。康熙见王骘跪起轻捷，行动矫健，对左右大臣说："八旬之人，矍铄如此，真福德老翁也。"即命太医院依方修合制作。传说此方乃古时一群神仙聚首时拟就，故名"萃仙丸"。康熙帝中年以后经常服之，寿近古稀而逝。(《觚剩续编》)

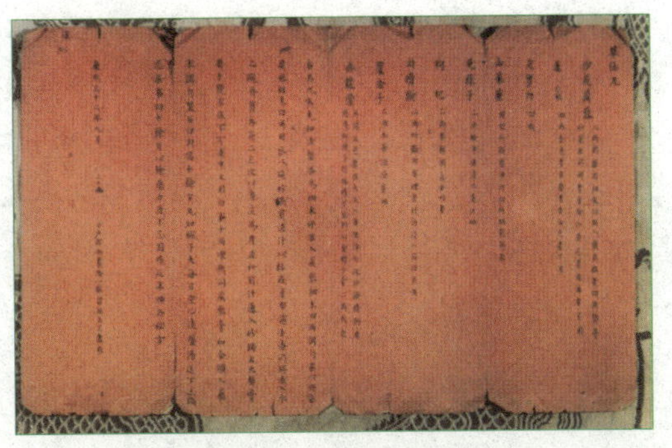

清太医院配方簿所载萃仙丸配方

按：萃仙丸组成及用法：白莲蕊120克，川续断（酒炒）90克，枸杞子120克，芡实（乳汁拌蒸）120克，沙苑蒺藜（微炒）120克，菟丝饼60克，覆盆子（酒炒）60克，莲肉（乳汁拌）90克，怀山药60克（乳汁拌蒸），赤何首乌（九蒸九晒）120克，补骨脂（酒炒）90克，核桃肉60克，龙骨（水飞）90克，金樱子（去毛）90克，白茯苓（乳汁拌蒸）60克，黄花鱼鳔（炒成珠）90克，人参60克，炼蜜丸如梧子，淡盐汤送下9克。（《觚剩续编》）

7. 鹿角胶峻补安神

有一书生苦学求取功名，身体极度虚弱，吐痰很多，盈碗盈盆，夹带有血。身形瘦骨嶙峋，夜卧闭上眼睛即梦见打斗败负恐怖之状，不可形容。如是 10 年，每一劳心则发作，用正心安神等药不效。有一天读《内经·藏气法时论》，乃悟道：人之魂藏于肝，肝又主藏血。平常作文既苦，衄血又伤及阴血则魂失所养，故闭眼则如此。知非峻补不能奏功，乃以酒熔化鹿角胶，空腹饮之，服用 5 天而睡卧安静。半月而肌肉生，一月而神气复，始能出户。（《续名医类案》）

名医张锡纯对鹿角胶亦很有体会，有人曾向他询问下焦虚寒治法，张锡纯教他日服鹿角胶三钱，取其温而且补也。后过了 1 个月多再见面时，告诉张氏服药甚是有效，且兼获意外之功，原来少腹素有积聚甚硬，上次竟忘提及。由于连续服用鹿角胶，少腹积块今已消尽。盖鹿角胶具温补之性，而又善通血脉，林屋山人阳和汤用之以消硬疽，所以有效也。（《医学衷中参西录》）

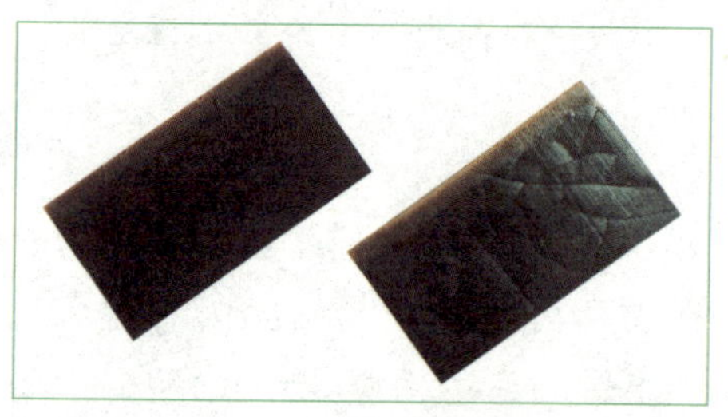
鹿角胶

8. 硫黄治疗虚寒、早衰

宋代仁和县有一衙吏，中年时早衰，身体瘦弱，牙齿脱落不已，老态龙钟。后从一卖药道人处得一单方，只用生硫黄碾为细末，塞入猪肚中，水煮肚烂，一同研细，用馒头共同搓为丸，随意服之。两月后，饮啖倍常，步履轻捷，年过 90 岁，仍无一点儿老态，还能执行衙役公差。（《夷坚志》）

名医张锡纯十分推崇硫黄一药，他说：尝观葛稚川《肘后方》，首载扁鹊玉壶丹，系硫黄一味九转（制备）而成。治一切阳分衰惫之病。而其转法所需之物颇难备具，今人鲜有服者。愚临证实验以来，觉服制好之熟硫黄，犹不若径服生者其效更捷。盖硫黄制熟则力减，少服无效，多服又有燥渴之弊，服生硫黄少许，既有效而又无他弊也。10 余年间，用生硫黄治愈沉寒锢冷之病不胜计。

盖硫黄原无毒，其毒也即其热也，使少服不令觉热，即于人阴分毫无损，故不用制熟即可服，更可常服也。且自古论硫黄者，莫不谓其功胜肉桂、附子，唯径用生者系愚之创见，而实由自家徐徐尝验，确知其功效甚奇，又甚稳妥，然后敢以之治病。今邑中日服生硫黄者数百人，莫不饮食加多，身体强壮，皆

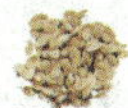

愚为之引导也。今略举生硫黄治验之病数则于下：

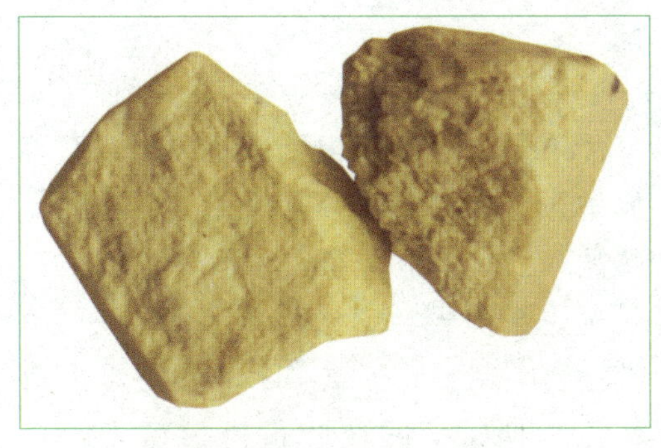
硫黄

一孺子3岁失乳。频频滑泻，米谷不化，瘦弱异常。俾嚼服生硫黄如绿豆粒大两块，当日滑泻即愈，又服数日，饮食加多，肌肉顿长。后服数月，严冬在外嬉戏，面有红光，亦不畏寒。

一数月孺子，乳汁不化，吐泻交作，常常啼号，日就羸瘦。其啼时蹙眉，似有腹痛之意。俾用生硫黄末0.1克许，乳汁送服，数次而愈。

一人年四十许，因受寒腿疼不能步履。投以温补宣通之剂愈后，因食猪头(猪头咸寒，与猪肉不同）反复甚剧，疼如刀刺，再服前药不效。俾每于饭前嚼服生硫黄如玉秫粒大，服后即以饭压之。试验加多，后每服至钱许，共服生硫黄1000克，其症始愈。

族兄世珍，冬令两腿作疼，其腿上若胡桃大疙瘩若干。自言其少时恃身体强壮，恒于冬令半冰半水之中捕鱼。一日正在捕鱼之际，朔风骤至，其寒彻骨，遂急还家歇息，片时两腿疼痛不能任地，因卧热炕上，复以厚被。数日后，觉其疼在骨，皮肤转麻木不仁，浸至两腿不能屈伸。后经医调治，兼外用热烧酒糠熨之，其疼与木渐愈，亦能屈伸，唯两腿皆不能伸直。有人教坐椅上，脚踏圆木棍来往，令木棍旋转，久之腿可伸直。如法试演，迨至春气融和，两腿始恢复原状。然至今已30年，每届严寒之时，腿仍觉疼，必服热药数剂始愈。至腿上之疙瘩乃当时因冻凝结，至今未消者也。愚曰：“此病犹可除根。然其寒在骨，非草木之品所能奏效，必须服矿质之药，因人之骨中多含矿质也。”俾先用生硫黄细末2.5克，于食前服之，日两次，品验渐渐加多，以服后觉心中微温为度。果用此方将腿疼之病除根，此风寒湿痹能成痿废之明征也。（《医学衷中参西录》）

按：《神农本草经》记载硫黄“主寒热，鼠瘘，恶疮，疽痔”。还能温补肾阳，宋代衙吏案还将硫黄塞入猪肚同用，借助了猪肚的补益脾胃功能。人身有两本，脾肾是也。本方兼顾脾肾，治疗早衰确含奥理。

9. 黄精轻身延寿

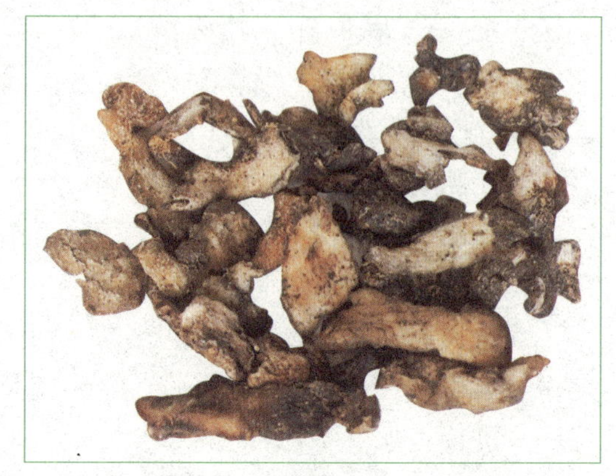
黄精

宋代江西临川县有个官人，对奴婢十分残暴凶狠，说打就打，说骂就骂，有一个女佣实在忍受不了，就逃进深山野林里。时间长了，所带食物吃完，肚子空了，非常饥饿，看见一棵野草的枝叶长得很可爱，就拔了一棵在水里洗了洗，连根带叶吃下去，觉得味道还挺好。从此就经常以这种植物来充饥，时间长了就没有饥饿感了，行动反而轻便矫健。晚上在大树下睡觉，听到草丛中有走兽跑动，以为是老虎，非常害怕。心里想树梢处最保险，正想之间身体已经到了树梢。等到天刚亮时，心里刚有下树的意念，身子随着欻欻的脚步声，竟已经到了树下。只要意念想到哪里，就能非常轻松地像飞到哪里一样，有时从这一峰顶到那一峰顶，行动像飞鸟般轻快。时间一晃过了数年，那个凶残的旧主人家的人上山砍柴，偶尔发现了这个女婢，回家后告诉了主人，然后派人抓她，没有捕捉到。有一天正碰上她在悬崖绝壁下面，立即用网三面围住她，突然间她腾空而起，跃上了山顶。主人更觉得惊奇了，就越想逮住她。有人说："这个女婢，哪里有仙骨？大概是在深山中吃了神药吧。"为了逮住她，就设法在她来往的路上放着十分香美的食物作诱饵，观察她到底吃不吃。不出所料，她看见丰盛的食物就吃，吃完以后，就跑得不快了，于是就被逮住了，详细讲述了其中的缘故。问过后才知道她吃的那种植物，就是黄精。（《稽神录》）

按：关于黄精的这个传说，在宋代唐慎微的《政和经史证类备用本草》和明代李时珍的《本草纲目》中，均有引用。虽然有些神奇色彩，但黄精的轻身健体之功，不可埋没。梁代陶弘景《名医别录》云：黄精"其味甘平无毒。主治补中益气，除风湿，安五脏。久服轻身延年不饥"。李时珍在《本草纲目》中说："黄精为服食要药，故《名医别录》列于草部之首，仙家以为芝草之类，以其得坤土之精粹，故谓之黄精。"可见黄精确是一味很好的补益之品。

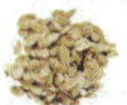

二、疼痛病方

1．白芷治疗头痛

明代有士人王定国得了头风之症，头痛发作起来很严重。他到都梁寻求名医杨介为之治病，连续吃了3丸药，病就立刻痊愈了。王定国恳求杨介告诉他是什么药这么好使，杨介说只用白芷一味药，洗净晒干磨成粉末，制成蜜丸如弹子大小，每次吃一丸，用茶清或荆芥汤化开服下。于是他把此药命名为“都梁丸”。此药治疗各种头痛，包括孕妇胎前产后头痛、伤风头痛、血分头痛都有效。（《百选一方》）

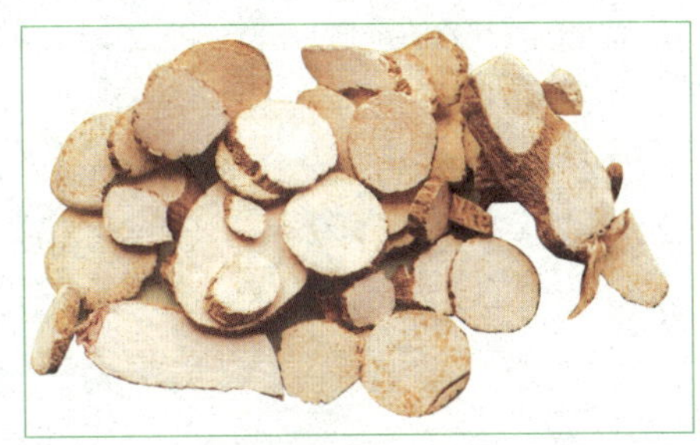
白芷

按：白芷辛温芳香，祛风开窍，《本草纲目》云：能“治鼻渊、鼻衄、齿痛、眉棱骨痛”，善驱头面之风，本来就是中药里一味止痛要药。

2．吴茱萸治疗头痛

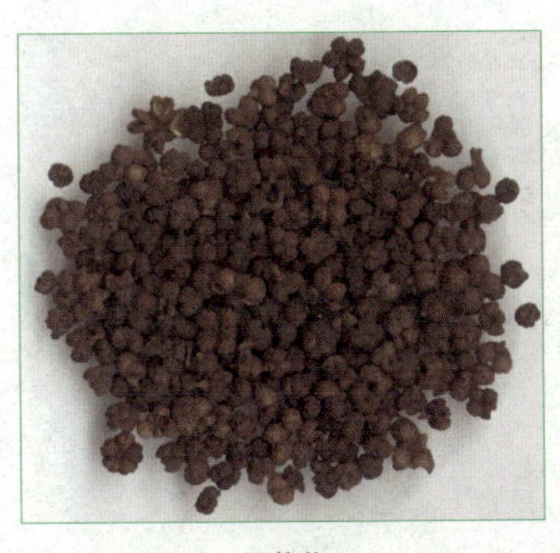
吴茱萸

明代中丞常子正患了一种怪病，每当吃饱后或者天气变化时出现头痛，发作的时候不能忍受，背部怕冷并且呕吐酸水，已经好多天不能吃东西了，用过的药无数却没有效果。宣和初年在太守蔡达道的宴席上，得到一帖药，药其实只有一味，就是吴茱萸。回到家后，常子正立即服用，果然头痛再也没有发作。后来，每当吃得过多或者出现肚子胀满难受的时候，就服用吴茱萸药丸70丸，腹胀就真的好了。（《本草纲目》）

按：《本草纲目》云：吴茱萸开郁化滞，治吞酸、肝寒痰涎头痛。简单说就是治疗寒性胃痛、头痛。

3. 萝卜汁治愈王安石头痛

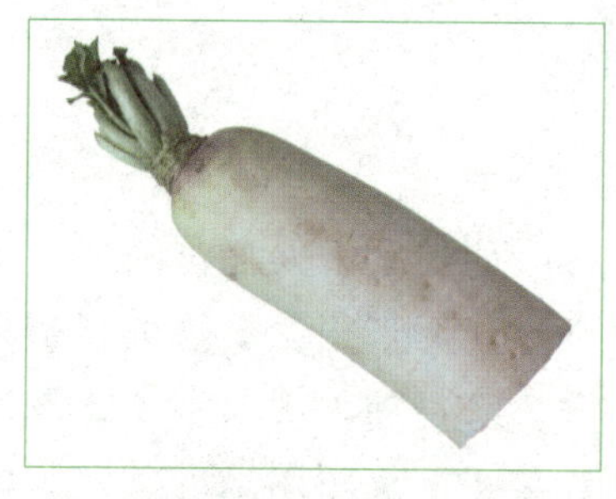
萝卜

王安石任宰相时，某日在朝中奏事，忽然感到头痛不可忍，急忙奏请皇帝请求归家治病，宋神宗令他在宫中卧息。不一会儿，有小太监持一小金杯，内有药汁少许，告之曰："左侧头痛灌右鼻，右侧头痛即灌左鼻，左右俱痛并灌之。"王安石用后即愈，次日上朝进谢。神宗说：宫中自太祖时有几十个秘方，这是其中一个，并将该方赐予王安石。其方即用新萝卜榨取自然汁，加入冰片少许调匀，昂头灌入鼻窍。（宋代张邦基《墨庄漫录》）

4. 药饼外治偏头痛

清代学者张大复在《梅花草堂集》中，亲笔写下了自己用偏方治愈偏头痛的经过：他说，偏头痛的痛苦，病人无可言喻，药方很多但用药思路都不一样，很少有效者。有一年，我得了这种病，正在郁闷之际，朋友周叔明寄来一个用药饼治疗的方法，但我没太相信，怕它不管用。过些日子，友人顾民服送给我两个药饼，贴在太阳穴上，想不到一夜之间头就不疼了。其制法，用天南星、半夏、白芷 3 味药等分为末，再捣烂生姜、葱头与药末和匀为饼。不用服药，比其他方法简便多了。

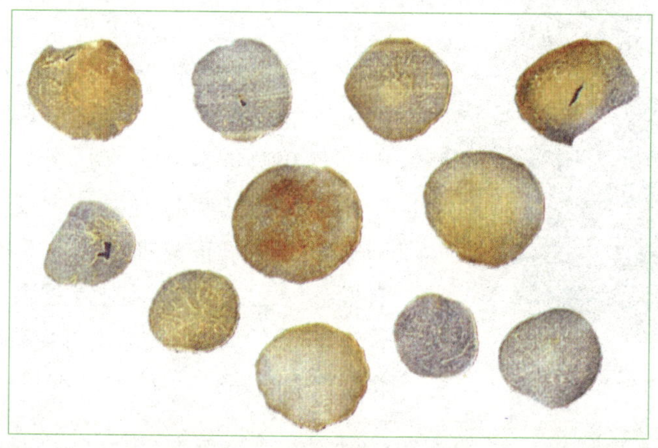
半夏

按：天南星、半夏、白芷皆为止痛要药，且系外用，方法简单、安全，偏头疼者可以一试。

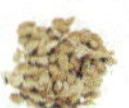

5．延胡索治疗遍身疼痛

在宋代，周离亨曾治一人，遍体疼痛，每当发作殆不可忍。医者或认为中风，或认为中湿，用药均未见效。周离亨认为是血气凝滞所致，用延胡索、当归、桂心三种药物等分为末，温酒服20克，随人酒量频频进之，“饮之甚验”。其后治赵某因导引（气功）失节，肢体拘挛，亦用此方数服而愈。由此认为延胡索为“活血化气第一品药”。（宋代方勺《泊宅编》）

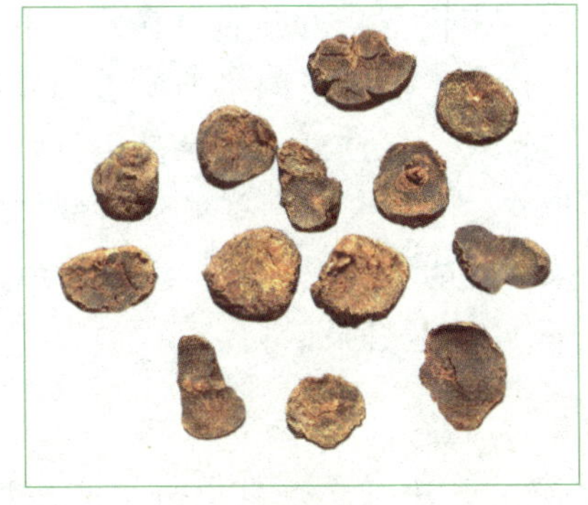
延胡索

按：《本草纲目》中归纳延胡索有“活血，利气，止痛，通小便”四大功效，推崇延胡索“能行血中气滞，气中血滞，故专治一身上下诸痛”。为止痛要药。当归养血活血，桂心温经止痛，与延胡索配合，共奏止痛之功。

6．檀香治疗胸腹痛

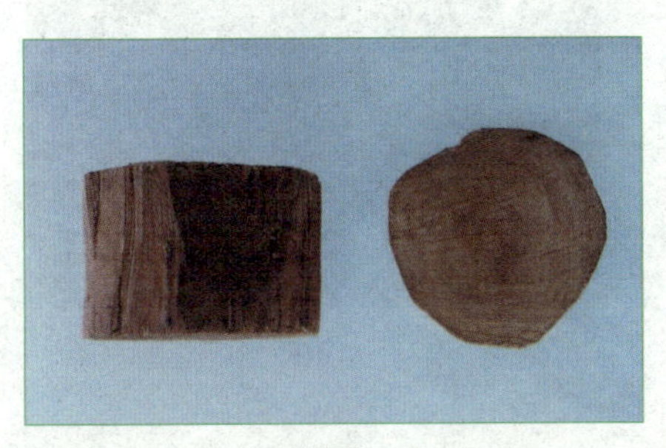
檀香

郑钦安（1824—1911），蜀中名医，为中医一个著名学术流派——火神派的开山宗师，擅用干姜、附子，人誉“姜附先生”。某日，一中年患者就医，自诉以抬滑竿为生，跋山涉水，枵腹远行，栉风沐雨，饥饱不时，患有胸腹疼痛、呃逆嗳气等痼疾。因为家贫无力医治，拖延已有数年，希望能赐一个廉便良方，少花点儿钱。郑氏诊毕，凝思一番告之：“街头有家富户正做家具，可去讨些锯木屑末，每次用一小撮（5克），再加生姜5片，煎汤送下，10天后再议。”病家半信半疑，遵嘱而行。10天后患者来谢，称说多年痼疾竟霍然而愈。原来，街头富户在用檀香木打家具，如果直言取之入药，恐富户吝啬不予，故托言取其锯末。用檀香理气舒胃，加生姜温中散寒，切中病机，价廉而效佳。患者请人写了几句话贴在郑氏诊所门前：“锯末姜汤饮，郑君医术精。小方治大病，有病快来医。”

按：郑钦安不愧名医大家，能用寻常木屑治愈此贫困患者，其怜贫济困可谓德高，数年沉疴旬日而除可谓术精。尤可钦佩者，能用寻常木屑治此数年痼疾，所谓“竹头木屑，皆利兵家”，真善于随机用巧之良医也。

7. 手拈散治疗胃痛

宋代有士人叶石林游山，见一小寺庙很是整洁，僧徒也很多。他问僧人，靠什么维持庙里的生活？答曰：我们不像别的寺庙有田产家业，也不向信众过多索求，只是靠卖几种药以维持开销，其中治疗脾胃疼痛的药卖得最多，效果很好。有诗云："草果延胡索，灵脂并没药。酒调一二钱，一手似拈却。"即草果、延胡索、五灵脂、没药 4 种药物等分为末，每次服 15 克，不拘时间温酒调下。（《避暑录话》）

按：此 4 味药组成验方，名"手拈散"，意思是说着手一投即有效，《奇效方》中载之。其中五灵脂与没药，对外科疮疡有收口的效能，研作末后，和蜂蜜作为附着剂，对溃疡的修复有益。

8. 川椒治疗胃冷痛

古代有个官员叫张忠顺，盛夏时候被调往关都城任职，因为天气炎热喝了很多的冰水，没多久就感到胃痛。自己连吃了几天药，胃疼也没有减轻，就这样不断治疗了一年多。恰逢有一个道人路过此地，对张忠顺说：你这病很好解决。就用 21 粒川椒泡在水里一夜，把川椒捞出，将川椒水服下。第二天，照法刚服过药，感觉胃疼就消失了，从那之后也就再没有发作过。（《奇效良方》）

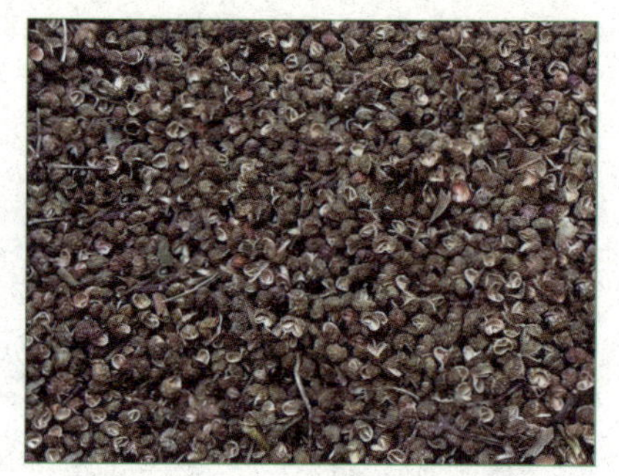

川椒

按：川椒即蜀椒，是常用的调味品，也是一味常用中药，具有温中散寒、理气止痛、解鱼腥毒的功效。

9. 延年半夏汤治疗胃痛

名医岳美中早年曾治疗一位 40 岁男性患者，胃脘疼痛，每次一发作，遍地翻滚，呕吐不止，疼痛难忍，脉弦细而紧，遇怒更甚，多方医治无效，经用延年半夏汤，数剂而愈。（《岳美中医话集》）

延年半夏汤组成：半夏 12 克，槟榔 6 克，桔梗、枳实各 3 克，前胡 6 克，鳖甲 9 克，人参、吴茱萸、生姜各 3 克。水煎温服，可获速效。

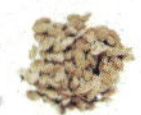

按： 延年半夏汤载于《外台秘要》，本方主要治胃痛。其临床应用指征：①凡见胃部时有剧烈之疼痛者，且疼痛往往波及于左侧胸部及肩胛部。②凡见患者喜屈其上体，抵压疼痛之部位，以冀减轻疼痛者。③疼痛时发时止者。④多嗳气欠伸，呕吐后疼痛可缓解者，均可投用本方。

10．血余炭治疗小腹痛

宋代元丰年间，丞相王郇公发病，小腹疼痛不止，宣召太医们想尽办法，均不见效。凡药之大热如附子、硫黄、五夜叉丸之类，用之亦不效。驸马张都尉让取用妇人的油性头发烧为灰，再研细过罗筛，用温酒服下10克，竟然立时止痛。女病人要用男性头发。（《苏沈良方》）

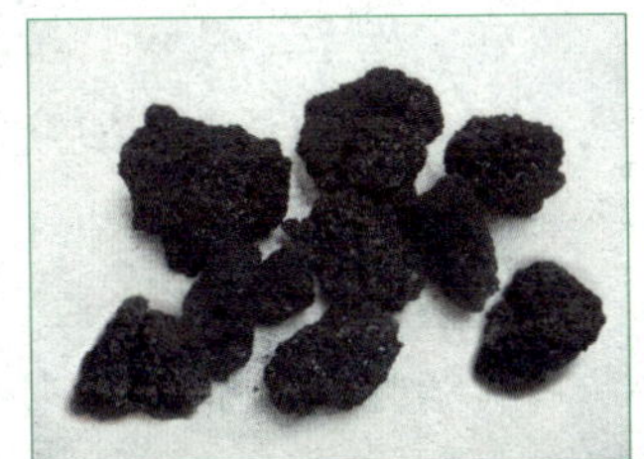

血余炭

按： 所用头发所制，即中药血余炭，有止血消瘀之功，不想治腹痛之效如此迅速。

11．当归生姜羊肉汤治疗虚寒腹痛

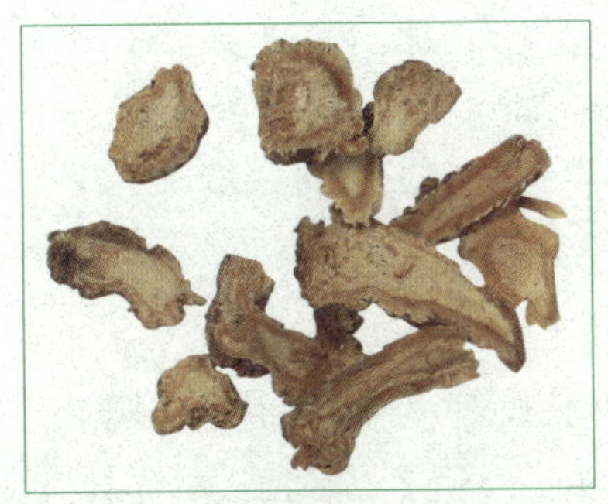

当归

医圣张仲景《伤寒杂病论》中有当归生姜羊肉汤一方，治疗虚寒腹痛疗效极佳，《伤寒杂病论》记载："寒疝腹中痛及胁痛里急者，当归生姜羊肉汤主之。"本方具有补气养血、温中暖肾作用，适用于妇女产后气血虚弱、阳虚失温所致的腹痛，堪称中国食疗的祖方。

一位孕妇正赶上冬月生孩子，产后便生病了，肚子疼得要命，不敢用手按，找来的医生看了病后给出诊断，并且用抵挡汤治疗。用后无效，找来当地有名的医生诊治，诊断为中医寒疝病，开的方子就是这个当归生姜羊肉汤，两剂汤药服下后，病就好了。（《本草纲目》）

当归生姜羊肉汤组成： 羊肉500克，当归50克，生姜100克。

做法： ①羊肉洗净、切块，用开水焯过，沥干水；当归、生姜分别用清水洗净，生姜切片。②将生姜下锅内略炒片刻，再倒入羊肉炒至血水干，铲起，与当归同放砂煲内，加开水适量，武火煮沸后，改用文火煲2~3小时，调味供用。

按：《本草纲目》中说："羊肉能暖中补虚，补中益气，开胃健身，益肾气，养胆明目，治虚劳寒冷，五劳七伤。"当归具有补血调经、活血行滞的功效；加入生姜既可以帮助羊肉散寒暖胃，又可祛除羊肉的膻味。

12．史国公药酒治疗风湿病

史国公药酒是由虎胫骨、当归、鳖甲、羌活、防风、萆薢、秦艽、牛膝、晚蚕砂、松节、茄根、枸杞子等中药浸泡于高粱酒中制成。主治风寒湿气所致风湿性关节炎、骨节酸痛、四肢顽麻等症。该药酒驰名全国，它的名号还有一段不寻常的来历。

明末抗清英雄史可法受命抗清，是在崇祯帝自杀、清兵入占北京之后。他以南明弘光朝的兵部尚书兼东阁大学士身份，督师扬州，指挥江北前线的抗清军事。因南京小朝廷有马士英等权奸掣肘，驻守江北前线的四镇总兵又不听调遣等原因，在清兵大举围攻扬州时，他以三千孤军守城，力战不屈，壮烈殉国。

史可法在督师期间，与士卒同甘苦，爱护部下。弘光元年（1645），他率军到达白洋河（今江苏泗阳县），正值隆冬，天气特别寒冷，夜间更甚。史可法经常穿着冰冷的铠甲睡觉，为的是时刻准备投入战斗。这样熬了一段时期，多年未愈的风湿病发作了。医生为他配制一种药酒，饮用后大大减轻了病痛。他想起士兵也有得了风寒病者，就命军中按方配制，给士兵们饮用。士兵们平时就很敬仰这位赤心报国的忠臣，此时更增加了感激之情，就给这种药酒取名为"史国公酒"（这时史可法的地位相当于国公），以资纪念。这酒后来成了江淮名酒，配方逐渐传遍全国，今市面上史国公药酒很多。

按：风湿病属于慢性病，需要长期服药。药酒因其简便易服受到人们的普遍重视。酒可以通血脉、助药势，再加入一些祛风湿、强筋骨的药治疗风湿病疗效会更好。

13．羌活治疗风湿病

唐代刘师贞的兄长患了风湿病，夜里梦见神人指点说："只需取胡王使者泡酒服用便能治愈。"师贞到处问，都不知道什么是胡王使者。后又梦见他的母亲说："胡王使者，就是羌活。"刘师贞遂将羌活找来用之，兄长的风湿病很快就治好了。（《本草纲目》）

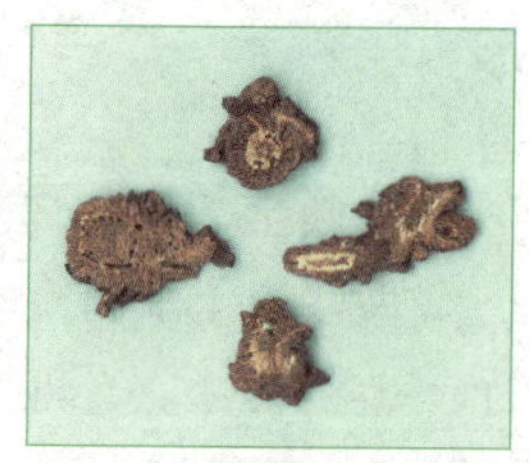
羌活

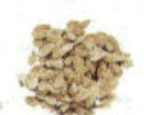

按：胡王使者是羌活的别名，因产于古代北国胡地而有此称。因羌活一茎直上，不为风摇，又名独活。因此草得风不摇，无风自动，故又名独摇草。性味辛、苦、温，能发散风寒，通痹止痛，为治疗风湿病的常用药。文中托梦之说，稍涉玄意。

14．全蝎治疗中风麻木

有一个壮年人，中风半身麻木，无论服什么药发汗，其半身分毫无汗。后得一方，用药房中蝎子 100 克，盐炒轧细，调红糖水中一顿服下，其半身即出汗，麻木遂愈。然未免药力太过，非壮实之人不可轻用。（《医学衷中参西录》）

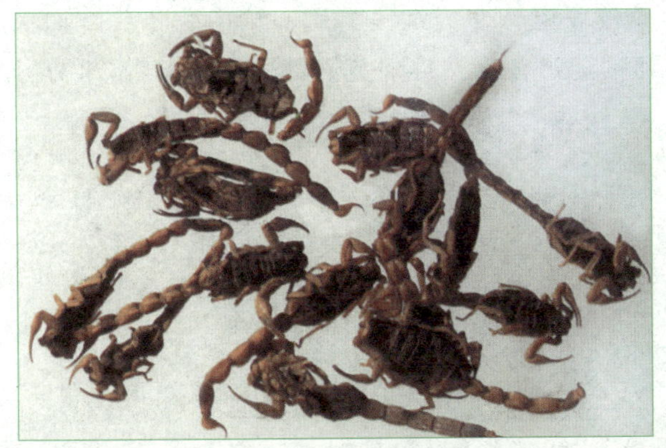

全蝎

按：全蝎可治疗中风半身不遂，尤其擅长治疗麻木，现今临床常常应用，此案可作为一佐证。此案一次服用 100 克，确实用量过大，不妨从 3 克用起，逐渐加量，从长计议。

15．附子、鹿茸治疗腰痛

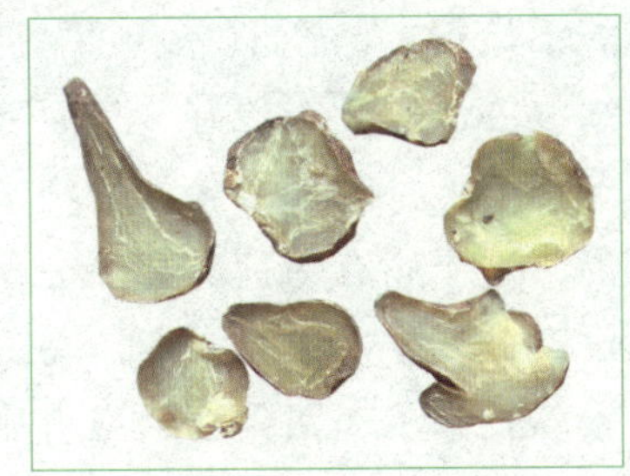

附子

宋代有一个士大夫叫做时康祖，腰痛得厉害，走路已经驼背，在胸口上还出了多个瘘道，常流脓水，已经折磨他 20 年了。士大夫四处求医却没有效果。当时任通判的人叫做韩子温，为了时康祖的病遍查医书。在《太平圣惠方》中找到了一个对症的方子：鹿茸 100 克去毛炙到微微发黄，炮附子 100 克去皮，用咸盐 1.5 克，将以上药品都研成细末，用枣肉将它们搓成药丸。每次服用 30 丸，空腹用温酒送服。按照这个方法，10 多天后腰痛就减轻了，再服过一段时间之后，腰痛完全好了，胸口的瘘道也愈合了，时康祖精神焕发，步履矫健。（《本草纲目》）

按：《本草纲目》记载：鹿茸生精补髓，养血益阳，强筋健骨，有补肾阳、益精血、强筋骨、托疮毒的作用。附子被誉为“回阳救逆第一品药”，《本草汇言》中说：“附子，回阳气，散阴寒……凡属阳虚阴极之候，肺肾无热证者，服之有起死之殊功。”然而须是久病阳虚者方可用之。

16．桑枝治疗肩臂痛

宋代名医张杲经常两臂疼痛，自己服了很多药也没见好，经常和他在一起的朋友告诉他用桑枝一束，切成细段，用锅炒出香味后，加水煎煮。每天服这种桑枝汤一次，几剂药过去后，疼痛竟然消失了。（《本事方》）

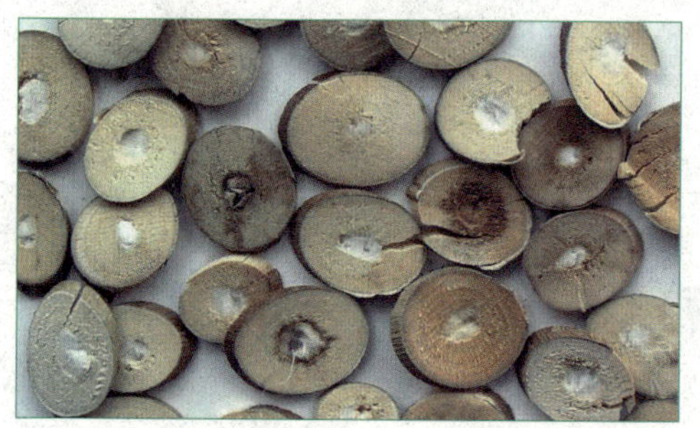

桑枝

按：《本草备要》记载：桑枝能利关节，养津液，行水祛风。最重要的功效是通利关节，治疗四肢尤其上肢疼痛。用量宜大些，初次可用 60 克。

17．威灵仙治疗手足不遂

在唐代，商州有个人得了病，手脚不听使唤，不能下地行走已经 10 多年了。找了当地最有名的医生，想尽办法也没有治好。家属实在无路可走，就把他抬到街市上，跪地求救。恰巧来了一位僧人，告诉家属说，这个病有一种药能治好，但是不知道你们当地有没有此药，就是威灵仙。家属听后立即到山中寻找，果然找到了，回到家给患者服用几天后，便真的能下地行走了。（《本草纲目》）

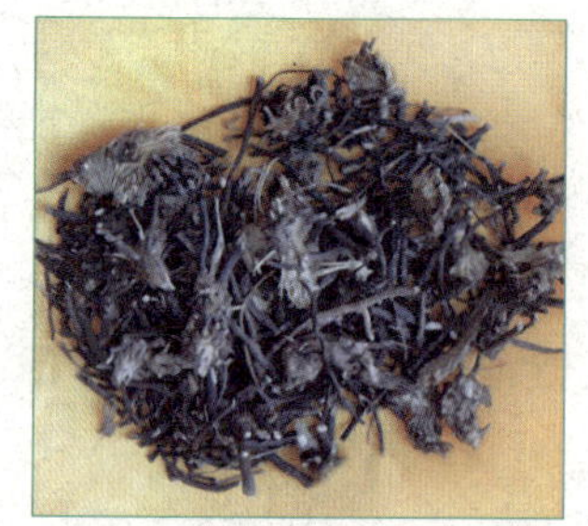

威灵仙

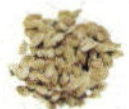

按：《药品化义》记载："威灵仙主治风、湿、痰壅滞经络中，致成痛风走注，骨节疼痛，或肿或麻木。"有人把威灵仙叫作"铁脚威灵仙"，意思是它可以通行十二经络，善于走全身各处，使人善于行走如同铁脚。唐周君巢作《威灵仙传》："威灵仙去众风，通十二经脉，朝服暮效。"《闲处光阴》亦记载：一人足病不能行数十年，一僧教服威灵仙，为末，每次 10 克，酒调服，数日能步履。记录了剂量。

18．巴戟天大黄治疗脚气病

嗜酒的人由于湿热下注，流注腿脚，会得脚气病（不是现代的脚气），其症状是腿脚麻木，酸痛无力，发软挛急，先是肿胀，后可萎枯等诸多症状。有一个人，天天嗜酒无度，每天要饮白酒五七杯，结果后来得了脚气病，病情严重。有人给他出个处方，告诉他用巴戟天 25 克和糯米在一起炒，当糯米刚刚变颜色之后，把糯米拣出来扔掉，再取 50 克大黄，挫成粉末后炒熟，和巴戟天放在一起，用蜂蜜制成药丸。然后，每天用白开水送服 50~70 丸，期间要忌酒。这个人照着方法服用一段药之后，病渐渐好了。（《本草纲目》）

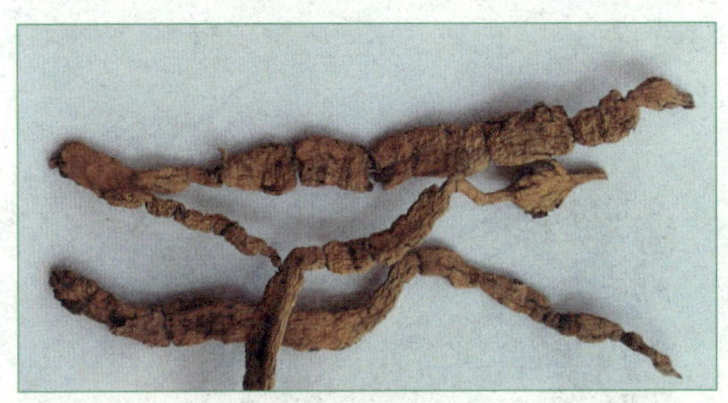

巴戟天

按：巴戟天气味辛、甘，微温，无毒。《神农本草经》谓：主治大风邪气，阴痿不起，强筋骨，安五脏，补中增志益气。《仙经》称治脚气，去风疾，补血海。大黄推陈致新，与巴戟天攻补同用，配合具有巧思。

三、血证方

1. 三七善化瘀止血

民国年间，天津刘某，偶患大便下血甚剧。西医注射以止血药针，其血立止。血止之后，月余不能起床，身体酸软，饮食减少。其脉芤而无力，重按甚涩。张锡纯告诉病家说："西人所注射者，流动麦角膏也。其收缩血管之力甚大，故注射之后，其血顿止。然血止后宜急服化瘀血之药，则不归经之血始不至凝结于经络之间为恙。今但知止血，而不知化瘀，积之日久必成劳瘵，不仅酸软减食已也。然此时尚不难治，下其瘀血即愈矣。"教他每天用三七细末 15 克，空心时分两次服下。服至 3 次，从大便下瘀血若干，色紫黑。从此每次大便时，必有瘀血随下。至第五天，所下渐少。至第七天，已不见瘀血矣，于是停药。旬日之间，身体复初。由斯观之，是三七一味即可代《金匮要略》之下瘀血汤，且较下瘀血汤更稳妥也。

本乡高姓童子，年十四五岁，吐血甚剧，医治十几天无效，势甚危急。仓促间遣人向张锡纯询方，教其单用三七末 50 克，分 3 次服下，当日服完其血立止。(《医学衷中参西录》)

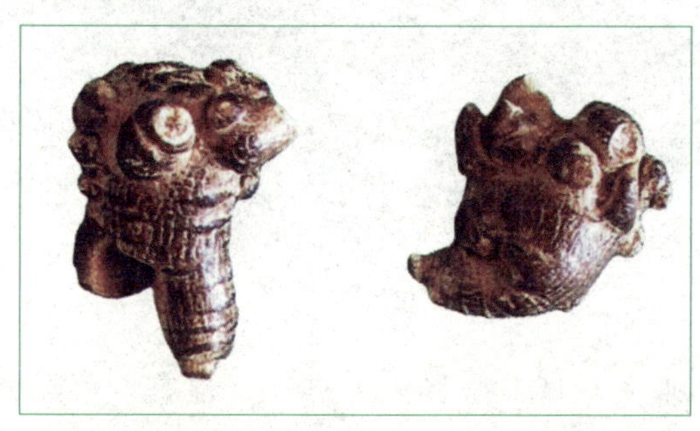

三七

按：三七味苦微甘，性平。善化瘀血，又善止血妄行，为治吐衄血要药，兼治二便下血，女子血崩。因其善化瘀血，故又善治女子癥瘕，月事不通，化瘀血而不伤新血，允为理血妙品。外用善治金疮，以其末敷伤口，立能血止痛愈。若跌打损伤，内连脏腑经络作疼痛者，外敷、内服奏效尤捷，疮疡初起肿疼者，敷之可消，当与大黄末等分，醋调敷。

三七之性，既善化血，又善止血，如破伤流血者，用三七末搽之则其血立止，是能止血也；其破处已流出之血，着三七皆化为黄水，是能化血。

2. 白及治疗出血症

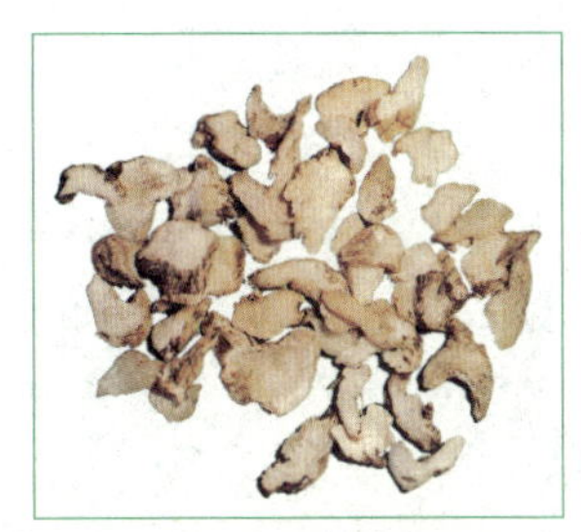
白及

宋代台州有个出身贫寒的小官吏，有一次收容了一个受冤的囚犯。小官吏对囚犯照料细致入微，囚犯很受感动，临刑前，将止血秘方留给了小吏。他说自己先后7次受到毒打，每次都鼻窍流血，肺部受伤，均是用这个秘方治好的。这个方子是用一味白及，将其研为细末，用米汤送服，其效如神。（《夷坚志》）

按：这个偏方用治肺、胃等出血症确实有效，经得起重复。《本草汇言》中对中药白及止血记载非常明白："凡肺叶破损，因热壅血瘀而成疾者，以此研末日服，能坚敛肺藏，封填破损，痈疽可消，溃破可托，死肌可去，脓血可洁，有托旧生新之妙用也。"

3. 生地黄止鼻衄

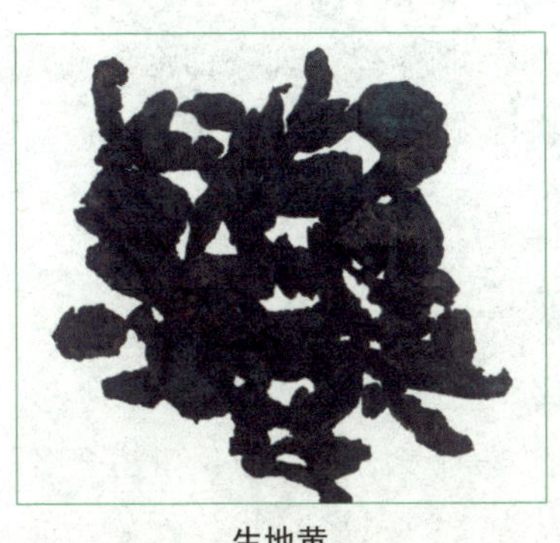
生地黄

宋代汝州牧（官员）因为要验尸，地方需要人陪同。有一个保正叫赵温的未到停尸所陪同。问他怎么不来呢，说衄血已经数斗，昏困欲绝。遂令人扶掖过来，见其鼻血涌出如同房檐上往下流水。平日所记治疗鼻血的几个方子，合药治之，血皆不止。州牧说：治血莫如地黄。派人寻找生地黄，得到5千克，来不及取汁，就让他生吃，吃到2千克，又以其滓塞进鼻孔，不一会儿血已止定。（《朱氏集验方》）

按：出血证有阴阳之分。生地用于止血须是热盛迫血妄行之症，若是阳虚失于统血所致出血，就不相宜了。

4.大蒜治疗鼻血

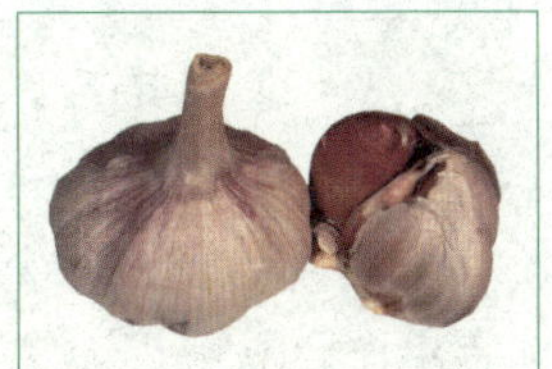
大蒜

李时珍曾治一位老年妇人，鼻衄血一昼夜而不止，前医多方治疗不效，形势甚是危急。李时珍用大蒜研烂敷足底涌泉穴，鼻衄竟立刻停止，李时珍叹曰："真奇方也。"（《本草纲目》）

按：大蒜辛温，敷于足底，可起到引火归原的作用，这是中医十分独特的理论。

5．刺蓟散治疗鼻出血

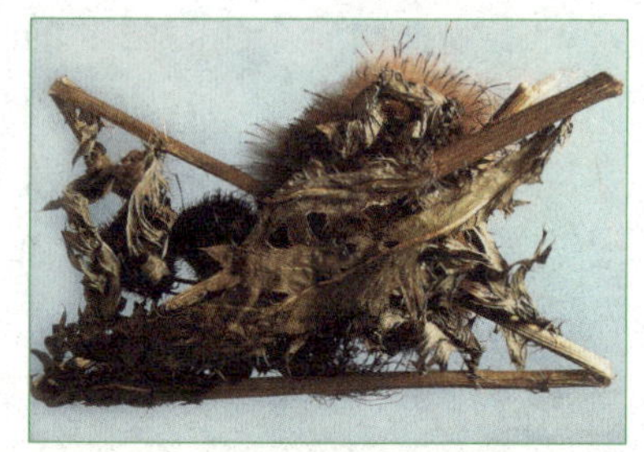
大蓟

宋朝有一个女子，得了鼻出血症，连续一天不止，已经昏迷不省人事，用了多种药也没有效果。全家痛哭流涕，准备料理后事。这时来了一个医生，对她的家人说，马上用大蓟根50克，红豆25克，水煎后，将药放凉，再给患者灌下。家属照着这个方法做，只用了一次就好了，起死回生。（《苏沈良方》）

按：大蓟又称刺蓟，系止血良药。

6．童便止呕血

江西名老中医姚荷生教授患空洞型肺结核。1983年夏天，气候闷热，姚老因参加会诊较久，散会后，突然鲜血从口中汹涌而出，半小时约吐血1000毫升，见者甚为惊骇，学院领导提出急送医院抢救，姚老却镇定自若，到家即命家人收集童便，服用3碗，当晚吐血即显减少，次日黎明血已全止。（《长江医话》）

7．槐花末治疗舌出血

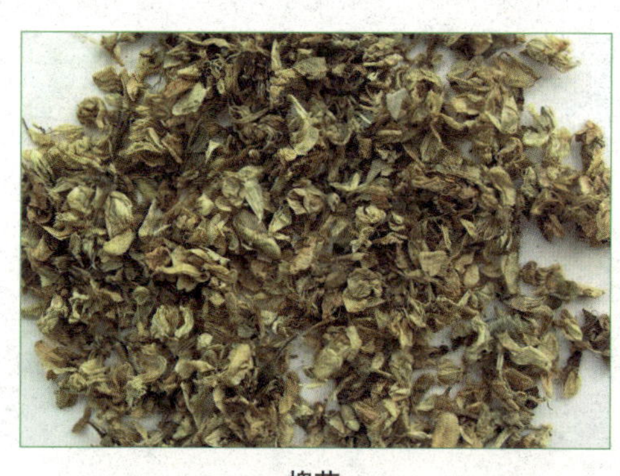
槐花

有一个人不明原因舌头就开始出血。请了诸多医生来诊，都摇头无言，说不明白这是什么病，也不知道怎么治。这一天请来的医生见状，便告诉他说：这叫“舌衄”，只要取来一味中药——槐花，用火炒成粉末，敷在舌头上，不久病就会好。此人闻听此言，按照方法试验，果然出血痊愈。（《泊宅编》）

按：槐花味苦，性微寒，归肝、大肠经；入血敛降，体轻微散；具有凉血止血、清肝泻火的功效，治疗各种出血病。《本草纲目》说：“炒香频嚼，治失音及喉痹。又疗吐血，衄，崩中漏下。”炒槐花增强了其止血作用，治疗舌出血合乎医理。

8．地榆治疗便血

患者江某，男，36岁，务农，住福建顺昌县内。每次大便后下血约一碗，患病已5年，服用中西药物均无显效。某日饮酒后，下血更加厉害，求治于名医叶桔泉先生，叶氏善用偏方，教他用地榆一味，每日煎服100克，分3次服用，4天后，该患已痊愈，迄今无复发。（《实用经效单方》）

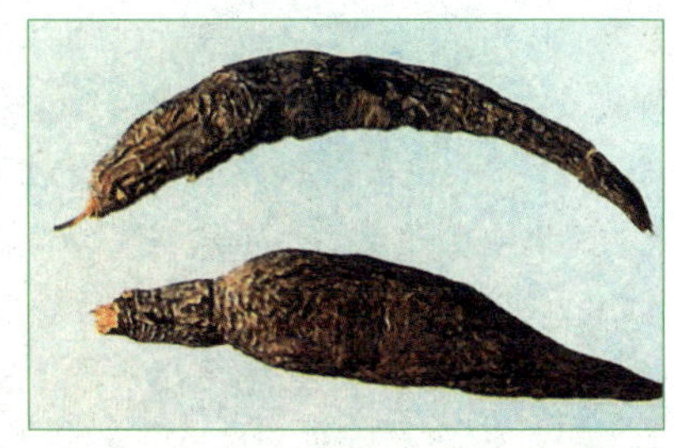

地榆

按：地榆本是止血佳品，尤擅治便血。

9．萝卜治疗便血

有一个酒鬼，常年饮酒，得了便血症，快一个月了也没有好。有人让他用生萝卜20个，保留叶和根须，取来井水将萝卜煮烂，加入少许生姜、大米及食醋，空腹食用，尽量多吃。便血不久就好了。（《寿世保元》）

10．乌犀散治疗便血

明代，朱元成的侄子和当时的提刑官陆子辑得了痢疾，连续多年便血，四处寻医没有效果。当时庐州的鼓大洋向他推荐了一个偏方叫乌犀散，用豆豉10文，两枚大蒜共同煨好，捣碎后做成药丸，熬香菜汤送服20丸，每日2次，直到病愈。朱元成的侄子和陆子辑照着办法服用，结果便血真的好了。（《本草纲目》）

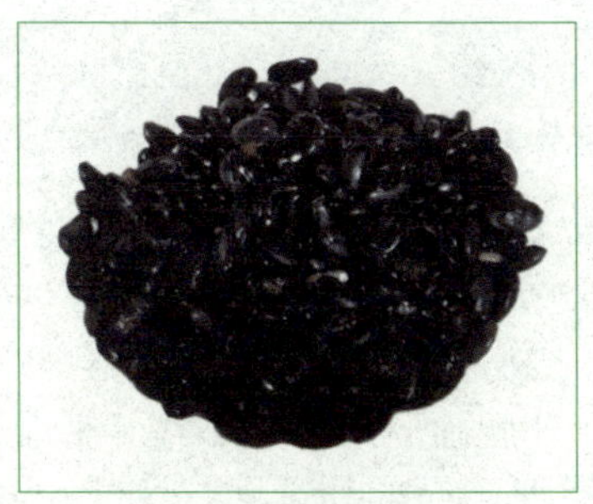

豆豉

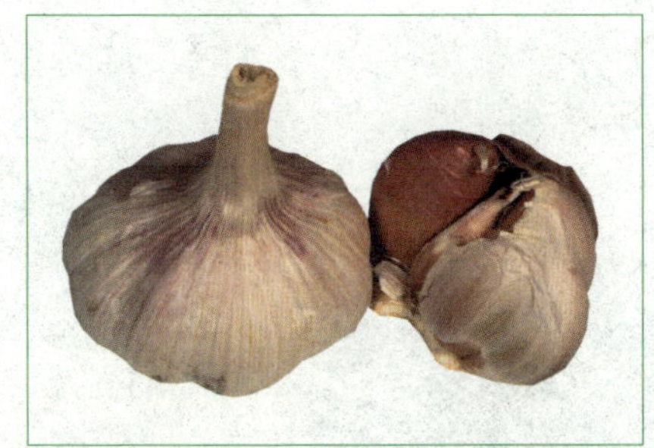

大蒜

按：大蒜能治疗痢疾，在古书中记载很多。

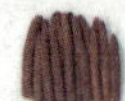

11．益智仁治疗吐血

秀川有个进士叫陆迎，不知什么原因得了吐血的病。发作时吐血不止，晕厥抽搐，两只眼睛直勾勾地旁若无人。到了半夜就夺门而出，像疯了一样，这样过了两个晚上。给他服用了好多药也没有效果。夜里梦见观音教授一方，告以但服一料，即可永除病根。梦醒后记之，照方用药，其病果愈。其方：用益智仁50克，生朱砂10克，青橘皮25克，麝香5克，碾为细末。每服5克，空心灯心草煎汤服下。（《夷坚志》）

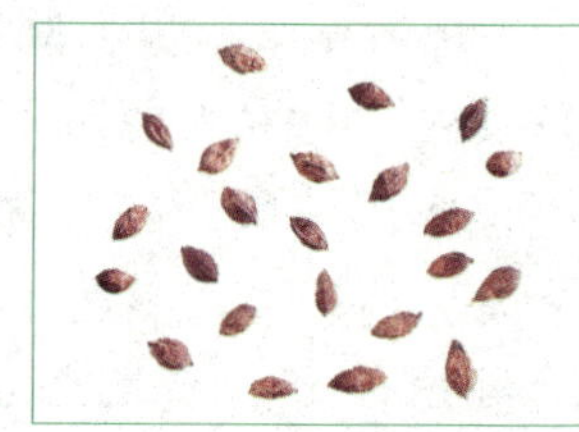
益智仁

按：虽说不无神奇色彩，但益智仁确是固涩之药，李时珍说：脾主智，此物（益智仁）能益脾胃故也，与龙眼名益智义同。益智仁大辛，行阳退阴之药也，三焦、命门气弱者宜之。

12．金钱草治疗尿血

一个病人刚刚26岁，来找当地名医张康看病。说自己突然出现小便后伴有鲜血流出，但是却不疼痛，这种情况已经有1个月了，喝酒之后病情就会加重。张康为他出了1个方，药物非常简单，仅有金钱草一味而已。病人回去后连续服用了两剂药，病就痊愈了。（《本草纲目》）

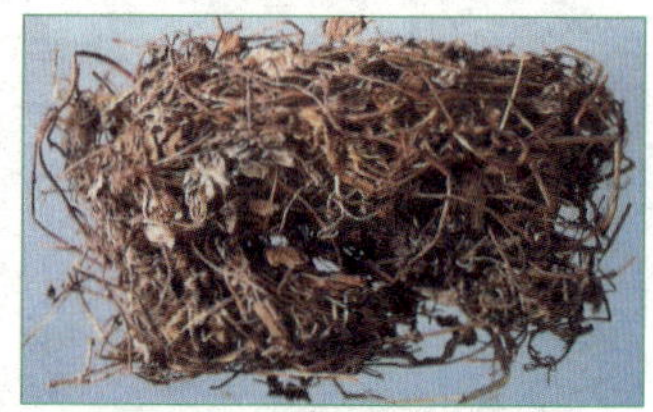
金钱草

按：金钱草能利尿通淋、解毒消肿，可以用治尿血。

13．龙眼肉治疗便血

一个六七岁的童子，大便下血，几个月不愈，服药亦无效。名医张锡纯让他把龙眼肉蒸熟服之，每天约服30克，服了十几日痊愈。（《医学衷中参西录》）

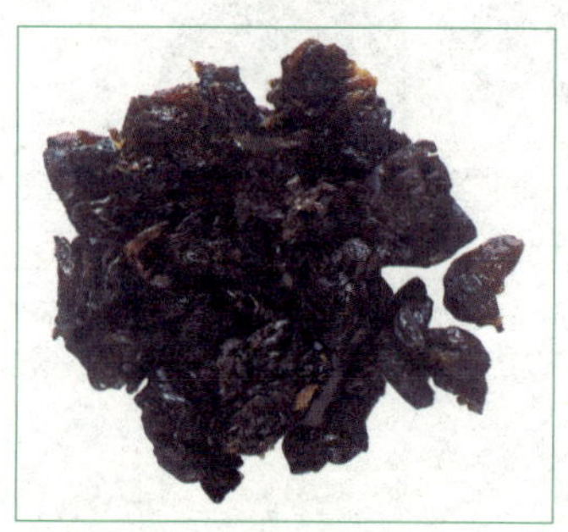
龙眼肉

按：龙眼肉味甘，气香，性平。液浓而润，为心脾要药。能滋生心血（凡药之色赤液浓而甘者，皆能生血），兼能保合心气（甘而且香者皆能助气），能滋补脾血（味甘归脾），兼能强健脾胃（气香能醒脾），故能治思虑过度，心脾两伤（脾主思，过思则伤脾），或心虚怔忡，寝不成寐，或脾虚泄泻，或脾虚不能统血，致二便下血。食之甘香适口，以治小儿尤佳。

四、五官病方

1. 山豆根治疗喉痹

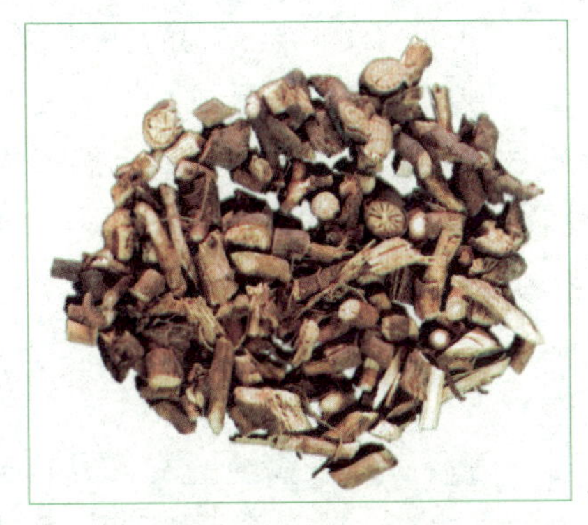
山豆根

有一次，明嘉靖皇帝患了喉痹，喉咙肿痛，滴水难进，无法说话。朝内外众多名医都束手无策。江南有一运粮官押米进京，自称可以治好皇帝的病，他说了一句话："若要玉喉开，须用金钥匙。"处方就是"金钥匙"一味，竟然一服而愈，治好了嘉靖皇帝的病，由运粮官被擢升为太医院院判，即院长。后来他又用这个方法治愈了另一个人。所谓"金钥匙"，即中药山豆根，《永类钤方》中已有用金钥匙开喉痹的方法：喉中生痈，病重不能出声，用鸡毛蘸药，频频扫于喉中，引涎流出，即可发声说话。(明代谢肇浙《五杂俎》)

按：山豆根泄热解毒，利咽消肿，本是治疗喉痹咽痛的要药，《本草备要》记载：泻热解毒，去肺和大肠风热，含之咽汁，止喉痛，齿肿，齿痛。证明山豆根确有清热解毒、利咽消肿的作用。现代清热解毒的很多中成药中含有山豆根，可为佐证。

2. 六神丸传奇

清代康熙年间，古城苏州有一家雷诵芬堂药铺（即现在的苏州雷允上药厂），专门经营丸、散、膏、丹等中成药。刚开张时，一次，药铺老板带了几个伙计上山采药，他们爬山越岭，采挖了许多药材，正准备下山。突然，一个小伙计惊叫起来："快来看呀！"大伙围上来一看，原来附近草丛中有一条毒蛇正盘着一只癞蛤蟆。可怜这只癞蛤蟆性命难保，一个伙计操起镢头就要动手。老板急忙上前拦住："慢！"当大伙儿再看那毒蛇时，只见它浑身不动，不一会儿便已死去，可是那只癞蛤蟆却依然活着。药铺老板觉得这事挺蹊跷，便把这只癞蛤蟆捉了

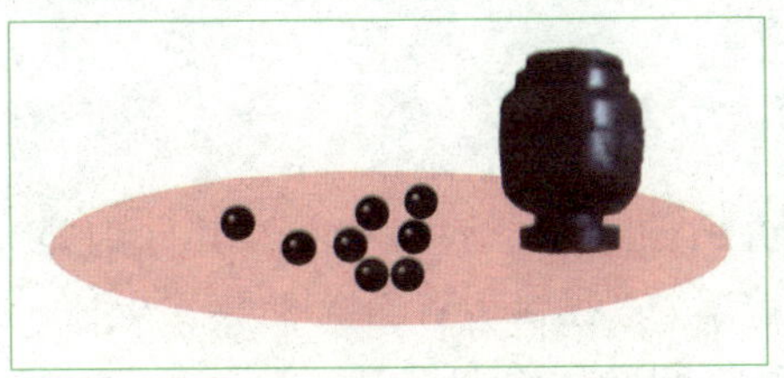
六神丸

回去。他反复琢磨，终于解开了这个谜。原来是癞蛤蟆身上长有毒腺，能分泌出一种白色毒液。于是，老板从癞蛤蟆身上提取出这种毒液——蟾酥，配上牛黄、雄黄、珍珠粉、麝香、冰片6味药物，制成了一种新的中成药，专治咽喉肿痛、痈疽疮疖及一切无名肿毒，因其疗效神速，且以6味名贵药材制成，故得名“六神丸”。

1936年的一天，著名爱国将领冯玉祥将军吃饭时被鱼刺扎破咽部开始流血，肿胀疼痛，不能吃饭。保健医生李德全女士直接从苏州雷允上药店购了几瓶六神丸，冯将军服用后果然很快止住了痛。第二天就消了肿，进食恢复如常。因此，冯将军对六神丸的功效大加赞赏，亲自挥笔写了一首五言诗：“南有胡庆余，北有同仁堂，誉满我中华，苏州雷允上。”

3. 棉籽油煎鸡蛋治疗喉痛

著名医家张锡纯的友人齐自芸说：平阳何汉卿先生患了喉痛，医生治以苦寒解毒之药，愈治愈重，渐渐发展到舌硬难言。后来有人教用棉籽油煎生鸡蛋，煎至外面似熟、里面仍然微生时食用，每日服2枚，未到10天大愈。（《医学衷中参西录》）

按：清代医家赵晴初说：鸡蛋能去喉中之风。曾治一幼童患喉风证，与清轻甘凉法，稍加辛药，时止时发。后有人教服鸡蛋，顶上针一孔，每日生吞1枚，不及10枚，病愈不复发。

4. 石斛茶为宋士雄养嗓

原中央电视台著名播音员宋士雄以现场解说球赛著称，其清脆的嗓音给人们留下深刻印象。他保养嗓子的秘诀就是经常饮用中药石斛茶。这是已故著名老中医刘渡舟先生推荐给他的，刘老说：“清利咽喉，保护嗓子，用胖大海不如耳环石斛效果好。”但石斛仅靠热水泡不容易浸出药力，应该煎煮半小时，再倒入保温杯中频频饮用为好。

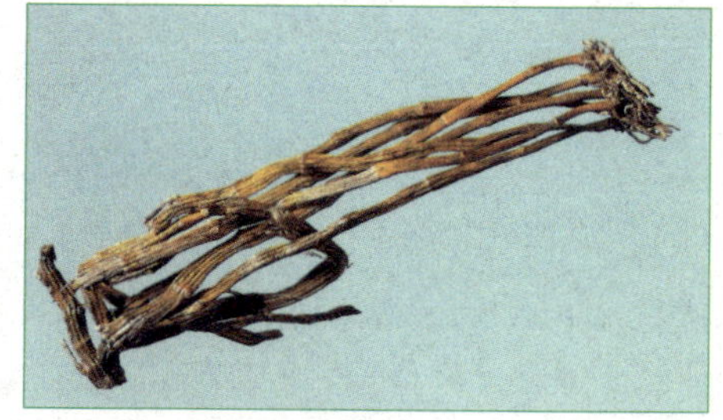

石斛

按：中医认为，多言耗气伤津，经常讲话的人嗓子容易沙哑，其原因是体内津液亏虚，虚热为患。《本草纲目拾遗》：“石斛清胃，除虚热，生津，已虚劳。”石斛可以清热生津养液，耳环石斛是石斛中的上品。

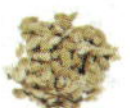

5. 蒲公英治疗口疮

有陈姓小孩，3 岁，口舌生疳，满腔糜烂，内服核黄素，注射抗坏血酸，均未见效。名医叶桔泉教改用鲜蒲公英每次 100~150 克，煎浓汁频频呷服，当天即见效果，过两天腐膜脱落，口腔恢复正常。此药遍地均有，俯拾即是，以后试用多例均佳。（《实用经效单方》）

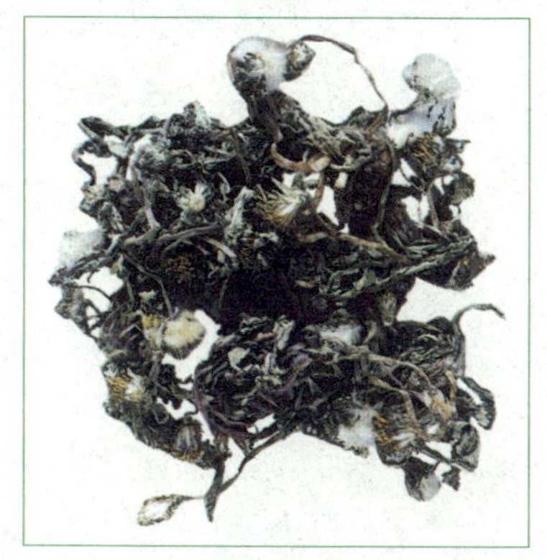
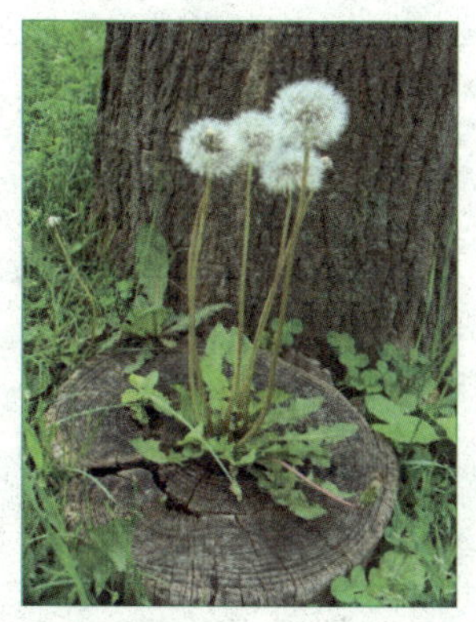

蒲公英

按：蒲公英为清热解毒良药，又价廉物美。

6. 肉桂治疗口疮顽症

明代，有一人患了口疮，久治不愈，此起彼伏，十分苦恼，请泗洲名医刘顺前往治之。刘顺看了病人后，就削了一片肉桂让他以口含之。病人面露难色，因为口疮多属热证，肉桂乃是热药，口含肉桂岂不是以热治热，无异于以火浇油吗？刘顺说：口疮久治不愈，是因为服清凉之药过多的缘故，不用此药治不好。病人带着疑惑含起肉桂，结果，久治不愈的口疮居然治好了。（《泗洲志》）

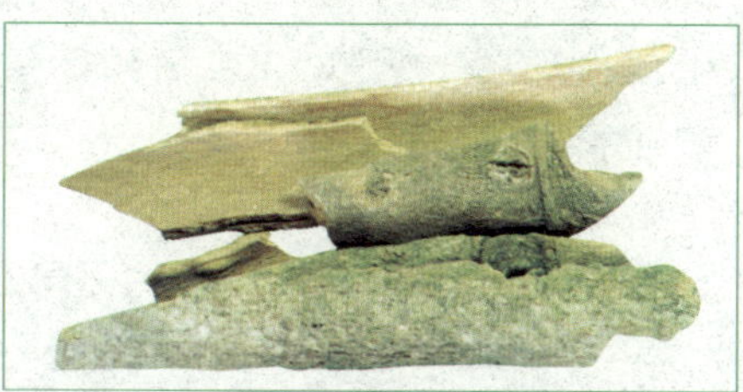

肉桂

按：这是一个很有意味的案例。一般而言，口疮似乎多属热证，老百姓所称“上火”了。但实际上，口疮亦有由虚寒引起者。还有，口疮久治不愈，是因为服了过多凉药的缘故，病情由阳热转化成虚寒，这两种情况用祛火药治疗等于南辕北辙，因此久治不愈。肉桂辛温，善于引火归原，治疗虚寒所致口疮确属对症妙药，自当收效。

7. 硼砂治疗骨鲠

宋代鄱阳县有个人名叫汪友良，进食烤肉时，误吞下一块骨头，如小指头大小，哽于咽喉之间，隐隐然可见，伸手可以摸及，但用尽办法亦不能下之。已经多日了，仅能略通汤水，全家忧惧，咳嗽亦痛。听说用硼砂可以治疗，于是寻得硼砂一块，汲取井水涤洗干净，含化于口中，一顿饭的工夫，骨头脱然若失。（《夷坚志》）

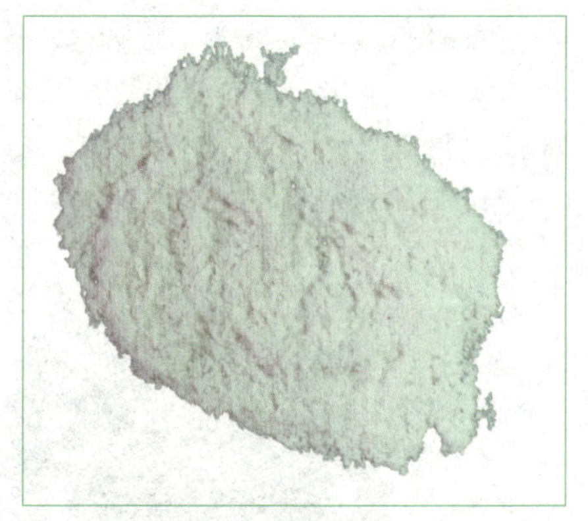
硼砂

按： 硼砂清热解毒兼善化痰，尤其适于咽喉口腔各种热毒疾患，多系外用。

8. 橄榄治疗鱼刺鲠喉

吴江有一个富人，吃鳜鱼时，不小心被鱼刺卡着嗓子，横在咽喉处，不上不下，痛苦的喊叫惊动了邻里，已有半个多月了，几乎要死去。一个偶然的机会，遇到一个打鱼人名叫张九，教拿橄榄来吃。当时无橄榄果，就用橄榄核研末，用河中的急流水调服，鱼骨立即被冲下而痊愈。张九说是他父亲传下此方，素日观察，鱼若触着橄榄即浮出水面，是知鱼畏橄榄也。（《本草纲目》）

按： 橄榄产于南方，《本草纲目》曰："气味酸、甘、温，无毒，主治生食、煮饮，并消酒毒，解鯸鲐鱼毒。嚼汁咽之，治鱼鲠。"可见，橄榄治鱼刺鲠喉早有记载。

9. 饴糖治疗鱼刺鲠喉

宋代时，金陵有一士人，吃鱼时被刺卡住咽喉，好几天也不能进食，难受至极。有一天，忽然看见街上有小贩叫卖白饧（即糖稀）的，情急之下，买了一碗尝试服下，顿时感到鱼刺消失，这才知道饴糖能治鱼刺鲠喉。后查书知道，孙思邈的书中已经记载这个方法了。（《文昌杂录》）

按： 《续名医类案》记载：有一小孩子玩线锤，将它放入嘴中，不小心误吞入肚，有一北方僧人教他吃饴糖，吃了250克，线锤即随粪便排下。僧人说：凡是误吞入金银铜铁者，皆可用这个方法治之。《外台秘要》亦称："误吞钱钗及竹木，取饴糖500克，渐渐食尽，便出。"这些都表明饴糖确有此治疗作用，当是借饴糖的润滑作用，促使异物排下。

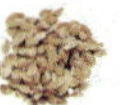

10．三七治疗牙齿肿痛

乙丑年孟夏末，名医张锡纯某日入寝时天气甚热，所以未放下窗帘。因正当窗口，醒时觉得凉风扑面袭入右腮，因睡时向左侧也。至午后右腮肿疼，知因风袭，急服西药阿司匹林汗之。乃汗出已透，而肿痛依然。迟至翌晨，病又加剧，手按其处，连牙床亦肿甚，且觉心中发热。于是连服清火、散风、活血消肿之药数剂。心中热退，而肿痛仍不少减，手抚之肌肤甚热。遂用醋调大黄细末屡敷其上，初似觉轻。迟半日仍无效，转觉其处畏凉。因以热水沃巾熨之，又见轻。乃屡熨之，继又无效。因思未受风之先，头面原觉发热，遽为凉风所袭，则凉热之气凝结不散。因其中凉热皆有，所以乍凉之与热相宜则觉轻，乍热之与凉相宜亦觉轻也。然气凝则血滞肿痛，久而不愈必将化脓。遂用穿山甲、皂刺、乳香、没药、甘草、连翘诸药迎而治之。服两剂仍分毫无效。浸至其痛彻骨，夜不能眠。踌躇再四，恍悟三七外敷，善止金疮作疼，以其善化瘀血也。若内服之，亦当使瘀血之聚者速化而止痛。遂急取三七细末10克服之，约数分钟其痛已见轻，逾一句钟即疼愈强半矣。当日又服两次，至翌晨已不觉疼，肿亦见消。继又服两天，每日3次，其肿消无芥蒂。（《医学衷中参西录》）

11．撒尿牙痛从肾治

安徽名医戴星甫脉学尤精，诊脉时合目凝神，不容旁人插嘴，三部九候，一丝不苟，每诊一人，费时约20分钟。在天长县行医时，遇到松柏堂药店女主人得一怪症：自成年以来，每当撒尿时牙齿必痛，溺已则痛止，久治不效，已拖延20余年，遂耻于求医。戴氏诊脉察色，开出六味地黄丸作汤，加补骨脂15克，服5剂痛减，再5剂而病除。有弟子请教，戴氏曰：“肾司二便，主骨，齿为骨之余，溺时齿痛者，肾虚也。六味地黄丸乃补肾祖方，故而取效。此症医书中无记载，推理得之耳。”

12．苦参漱口治疗龋齿

西汉时期，有一个士大夫姓齐，得了龋齿病。当时任太仓令的淳于意告诉他一个办法，将中药苦参熬成汤汁，每天反复漱口。这样过了五六天，士大夫的龋齿病就好了。（《寿世保元》）

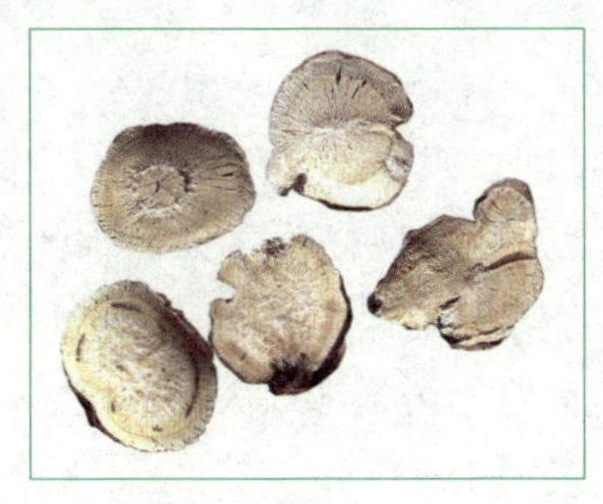

苦参

13．蒲黄治疗舌肿

宋代有一士人从汴梁东归回家，夜里其妻正熟睡间，其丈夫用手撼之，妻子问："什么事？"不见回答。不一会儿，又撼之，妻子惊忙起来，开灯视之，见丈夫舌肿已满口，不能出声。急忙访医问药，遇一老者背着药囊而来，用药掺之舌上，次日早晨已经恢复如旧。问之，乃是中药蒲黄一味而已，但须要质量上乘者为佳。(《泊宅编》)

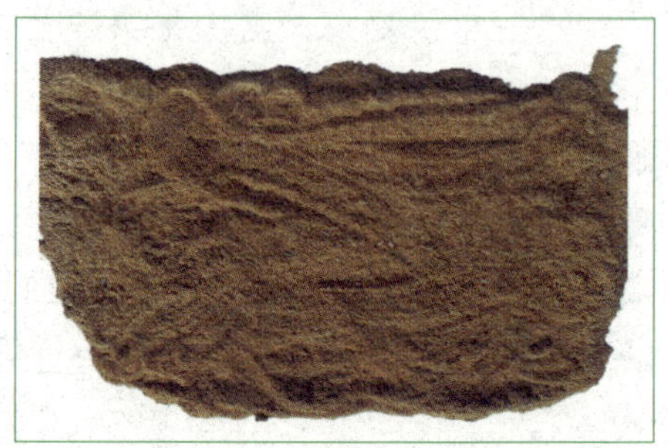

蒲黄

按：《神农本草经》载：蒲黄"主心腹膀胱热，利小便，止血，消瘀血"。蒲黄有泄热、活血化瘀的作用，对于因瘀热引起的肿痛当有治疗作用。

14．冰片治疗舌肿

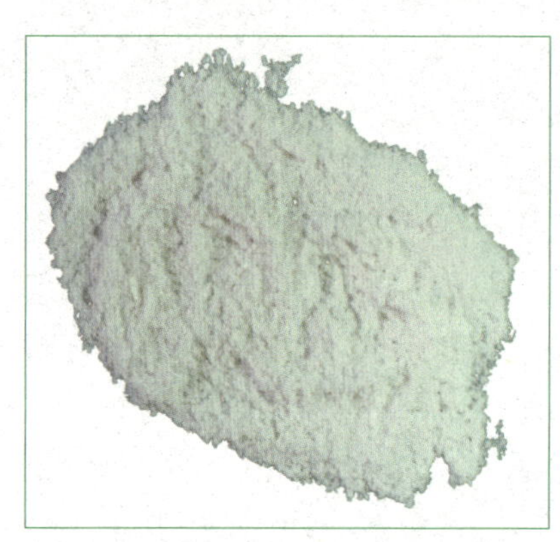

冰片

宋朝时，临安有一人患舌头肿大满口且吐出约 3 厘米，不能说话，饮食不进，只能以笔管灌入粥汤度日，医者束手无策。他天天坐在家门口，有一天被一个道士看见，说道："我能治疗你的病，一会儿就让它好。"道士找来一些冰片，研为细末，掺在舌上，舌头竟然随手回缩，一共用了 25 克，病即痊愈。(《夷坚志》)

15．防风、蜈蚣治疗面瘫

一人年 30 余岁，一天突然受风，随即口眼㖞斜，受病那一侧眼睛不能眨动，此症现代称之为面神经麻痹。张锡纯教用全蜈蚣两条研为细末，用防风 25 克煎汤送服，3 剂痊愈。(《医学衷中参西录》)

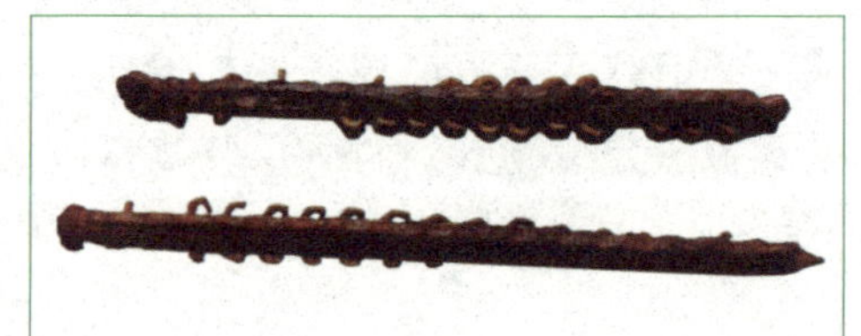

蜈蚣

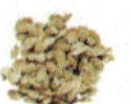

16. 秘方外洗治疗失明

从前有位将军，他的女儿年龄很小便失明了。将军听说山西有位姓贾的先生有一种秘方，外洗后疗效神奇，口碑甚佳。就让人前去买来一包，打开看时，各种药物混杂于一起，根本分不清是什么药物。将军无奈，但毕竟要一试。按照方法外洗几天之后，失明果然见好，没到一个月，眼睛竟然复明。将军大喜，想要重金买此方以传于世。贾先生说秘方不外传，不同意将方子卖出。将军不满，但一直留意此事。有一天，贾先生喝得酩酊大醉，忘了将各味药掺和到一起，将军所派的人暗中得到了生药。回去后到药铺找人将各药注明并称出分量，从此秘方公之于世。方中荆芥、白蒺藜、归尾、防风、菊花、川芎、木贼、酒芩各 10 克，蝉蜕、蛇蜕各 5 克，生地黄 12.5 克，蔓荆子 15 克，茶叶一大把，煎好后每天洗眼数次，1 剂药可以洗用多天。（《著园医话》）

按：这个药方从组成来看，白蒺藜、菊花、木贼均有明目之功；蝉蜕、蛇蜕退翳而明目；荆芥、蔓荆子、防风祛风散郁结；归尾、川芎、生地黄养血活血，酒芩、茶叶清涤肝火，用药之意均围绕着明目这一环节，应该是良方。

17. 马应龙眼药与马应龙痔疮膏

现在很多人都知道马应龙痔疮膏，但是很少有人知道，其实它是脱胎于马应龙眼药。马应龙眼药创自明朝万历年间，创始人马金堂是河北定县人，他总结多年临床经验，反复实践，研制成“定州眼药”，选料名贵，炮制精心。他的继承者马应龙在定州设立药店，将定州眼药改名为马应龙眼药，沿用至今。马应龙的后裔又将药店开设到北京，经过艰苦创业，在与美国、日本等生产的洋眼药的竞争中，以其卓著疗效赢得北京患者的信赖，一时遐迩闻名，北京人流传着这样说法：“身穿瑞蚨祥（布店），脚踏内联升（鞋店），头顶马聚源（帽店），眼看马应龙（眼药店）。”这表明，马应龙眼药已成为北京人交口称赞的名牌产品了。马应龙眼药不仅在国内享有盛誉，而且畅销东南亚，在泰国、缅甸、越南等地均有很大的市场。

1952 年，武汉马应龙眼药店改为马应龙制药厂，后又改为武汉第三制药厂。1982 年，该厂获悉有的患者将眼药用于外伤、疖肿、痔疮、湿疹等症，竟然效果也很好，于是由马氏后人精心研究，调整配方，制成痔疮新药马应龙麝香痔疮膏，经武汉 6 家大医院临床试用，有效率达到 95.04%，成为治疗痔疮的有效新药，至今也是名牌产品了。

五、皮肤病方

1. 粥皮妙治皮肤病

邹大麟，清代宜黄县名医，生平治病不拘执于古方，时时自出新意。有金姓病人得一种怪病，遍体发痒，搔之乃止，皮肤粗糙如同蛇蜕下的皮，历治不愈。问治于邹大麟，邹说：不用服药，让他媳妇取红米做成粥，稍晾凉了，粥上面结成一层黏稠的粥皮，取这层粥皮随意饮之，结果逐渐而愈。人问其故，邹曰："凡是百物皆有精华，大都浮于上面。粥皮者，米壳之精华也，养阴润燥。色红者入血分，以皮治皮，物以类从，有何怪哉？"（《宜黄县志》）

按：此案有趣，也合乎医理，且系食疗，简便安全。

2. 蚯蚓治疗宋太祖带状疱疹

宋太祖赵匡胤登基不久，患了"缠腰蛇丹"，现代医学称为"带状疱疹"，疼得火烧火燎，难受得很。而且原有的哮喘病也一起发作，宫中太医们绞尽脑汁，没有回春之术。太祖一怒之下，把所有医官监禁起来。一位河南府医官想起洛阳有位擅长治疗皮肤病的药铺掌柜，外号"活洞宾"，就上章推荐他来京治病。

"活洞宾"奉旨来到宫中，仔细察看了太祖的病情，只见环腰一圈长满了豆粒大小的水疱，像一串串珍珠一样。太祖问道："朕的病怎么样？""活洞宾"回答："皇上不必忧愁，下民有好药，涂上几天就会好的。"太祖冷冷一笑，说道："许多太医都没有办法，你怎能说此大话？""活洞宾"回答："倘若不能治好皇上的病，下民情愿杀头；如若治好，望开恩答应我一件事。"太祖问："什么事？"答曰："请皇上释放所有被监禁的医生。"太祖说："待朕的病治好后，就答应你的要求。"于是，"活洞宾"到殿角打开药罐，取出几条蚯蚓放在两个盘子里，洒上蜂蜜，使其溶化为液体，再用棉球蘸着涂在患处，太祖立刻感到身上清凉舒适。然后，他又捧上另一盘蚯蚓汁请太祖服下，太祖惊问："这是何药？既可外用，又可内服？""活洞宾"怕讲实话太祖疑而不服，就随机应变地说："皇上是神龙下凡，民间俗药怎能奏效，这药叫地龙，以龙补龙，当能奏效。"皇上听了非常高兴，就把药服了下去。7天后，太祖的疱疹脱落，哮喘亦治好了。

按：蚯蚓又名地龙，作药由来已久。早在汉代即已载入《神农本草经》，到了明代，李时珍在《本草纲目》中记载了地龙可有清热定惊、通络之功。医药用途相当广泛。"活洞宾"不仅医术高明，手到病除，而且人情练达。应对太祖，从容而不乏机智，善待同仁，伺机予以拯救，其为医为人，皆为楷模。

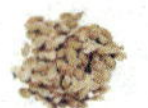

3. 羚羊角治疗小儿麻疹

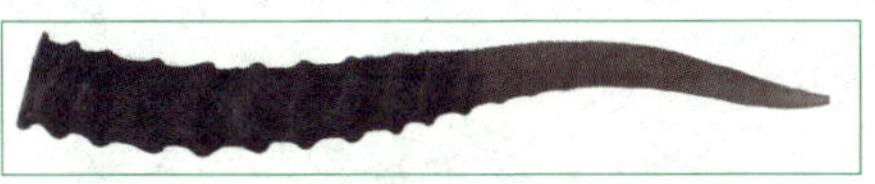

羚羊角

名医张锡纯曾治疗一个6岁孺子，出麻疹三四日，因其苦于服药，强令服之即作呕吐，所以未来询方。夜间忽大喘不止，有危在顷刻之势，不知还可救治否？张锡纯前往观之。见其不但喘逆迫促，且精神恍惚，肢体骚扰不安。脉象摇摇而动，按之无根。知其毒火内攻，肝风已动也。为其苦于服药，遂但取羚羊角15克，幸药房即在本村，须臾药至，急煎成汤。视其服下，过20分钟即安然矣，其疹从此亦愈。其舅孙宝轩亦沧州名医也，次日恰来省视，见张氏所用羚羊角，讶为仙方。（《医学衷中参西录》）

按：《本草纲目》记载：羚羊角治“小儿惊痫，妇人子痫，大人中风抽搐及筋脉挛急，历节掣痛。”羚羊角可以清热解毒，定惊止抽搐，且可透表，善治麻疹，现今也常用，并有注射剂应用于临床。

4. 鸦胆子治疗扁平疣

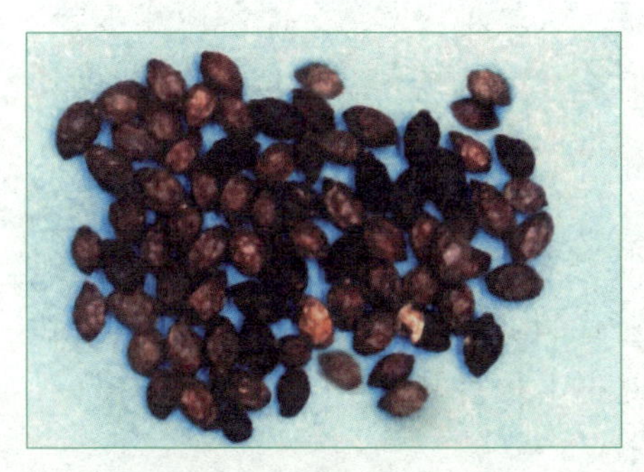

鸦胆子

有两个人同为邻居，在一起打赌。起因是邻居甲的脸上生了一个扁平疣，乙看见后就说用中药鸦胆子可以治疗。甲说：“只听说鸦胆子可以治痢疾，却从没听过它可以治扁平疣。”乙随即去当街药铺找两位抓药的伙计证明，但这两个人也认为乙的话不可信。乙听后自然不认输，便约甲当面验证。如果无效，愿意出钱请甲喝酒，让药铺的两个人作证。甲更是笑话乙这是不可能的事。乙遂取来鸦胆子打碎，将里面的仁取出一半，并把甲脸上的扁平疣用刀刮破，将鸦胆子碾扁敷上，约定第二天取下。第二天当鸦胆子取下时，扁平疣果然已经消失了。于是甲同两位证人请乙大吃了一顿。（《著园医话》）

按：鸦胆子首先载于《本草纲目拾遗》，记载了鸦胆子有治疗冷痢久泻的作用。后来发现它有治疗瘊子、扁平疣的作用，现在仍在应用。此案两人虽无名氏，但是可信。

5. 芦荟、甘草治疗刘禹锡湿疮

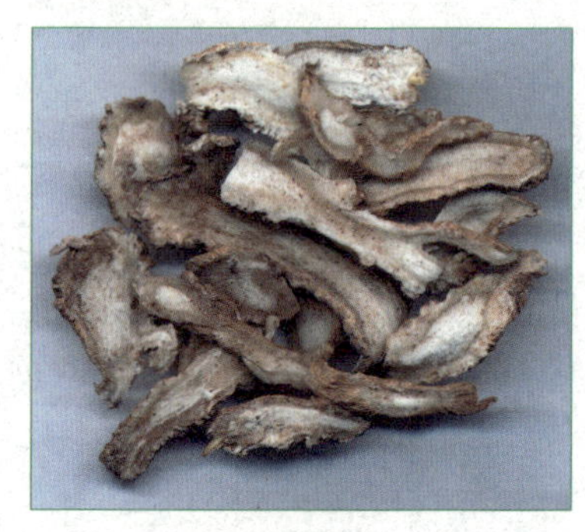
甘草

唐代大诗人刘禹锡少年时，曾患皮肤病，起初只在颈项间，后来延至左耳，遂成湿疮，黄水滋连。用过斑蝥、狗胆等药，徒令粘连成片，湿疮反而加重。偶于楚州城遇见一个卖药人，教他用芦荟、甘草研末，和匀，敷于湿疮处，照法用之竟愈，刘禹锡称为神奇。（《传信方》）

按：芦荟是家庭常见植物，治疗湿疮黄水的效用，见于《图经本草》，芦荟和甘草都是清热解毒要药。

6. 马齿苋、青黛治疗湿疮

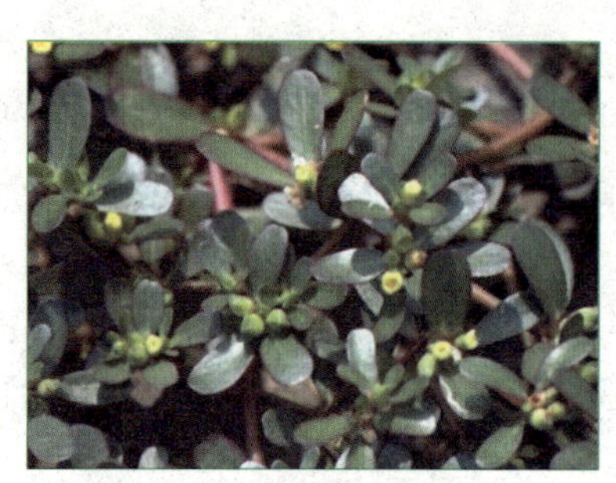
马齿苋

宋朝时，有一位妇人患了湿疮，脐下小腹连及二阴，满布湿疮，又热又痒而且痛，大小便秘涩，饮食亦减，全身面部微有水肿。医家作恶疮治疗，用鳗鲡鱼、松脂、黄丹之类药涂上，疮面愈加热痛。问之，原来此人嗜酒贪杯，喜食鱼蟹等发物。急令将马齿苋研烂加入少量青黛，均匀涂在疮上，当时灼热即减，痛痒皆去，再内服八正散。如此5天，病减2/3，自此20天而愈。医家说：“此中下焦蓄有风热，毒气若不出去，就会发作肠痈内痔，仍须禁酒及发物。”（《本草衍义》）

内服方八正散组成：木通、车前子、萹蓄、大黄、滑石、甘草、瞿麦、栀子各等分，以上8味共研粗末为散，每次用6克，加灯心草同煎，去滓，温服。功能清热泻火，利水通淋。

按：《本草纲目》记载，马齿苋能“散血消肿，利肠滑胎，解毒通淋，治产后虚汗”。马齿苋治湿疮如此灵效，“皆散血消肿之功也”。本例与上例有异曲同工之妙，所加青黛亦为清热解毒要药，药店有售。

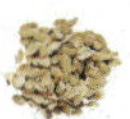

7．马齿苋治愈宰相臁疮

唐宪宗年间，宰相武元衡被任命为四川节度使。到任后，小腿上生了臁疮，发热瘙痒，肌肉腐烂，脓血淋漓，精神疲倦，食欲减退。宪宗皇帝只好把他调回长安，命令太医给他调治，可惜药石无功，久治未见好转。

一天，武元衡勉强支撑着身子坐在客厅聊天，一位新来的厅吏问道："相爷一直闷闷不乐，时又低声呻吟，是否贵体欠安？"武元衡便把病情告诉了他，厅吏听后说道："下官有一处方，专治多年恶疮，用药不过几次，就可痊愈。方用鲜马齿苋捣烂敷在疮上，每天换药一次就可以了。"武元衡依法使用马齿苋，不久臁疮果然痊愈。（《兵部手集方》）

按：臁疮腿属于中医湿热毒邪下注导致，患处流脓滋水，治疗不当，极易迁延难愈。马齿苋是一味很常用的清热解毒药，北方称之为蚂蚁菜，可供食用。其鲜品治疗此等疮痍确有卓效，且很安全，诚为良方也。《食疗本草》谓："作膏涂湿癣、白秃、杖疮（击打外伤）。又多年恶疮，百方不瘥，或痛焮不已者，并捣烂马齿苋敷上，不过三两遍可愈。"本例即为明证。

8．石菖蒲末治疗疮毒

宋朝时，有一个人遍身患了疮疡，流脓淌水，粘着衣被，非常难受，昼夜不得安睡。有个很平常的乡人教他一个方法，把石菖蒲研成细末，铺满炕席，人卧在上面，没想到，六七天的工夫，遍身的疮疡即消失了。（《本草衍义》）

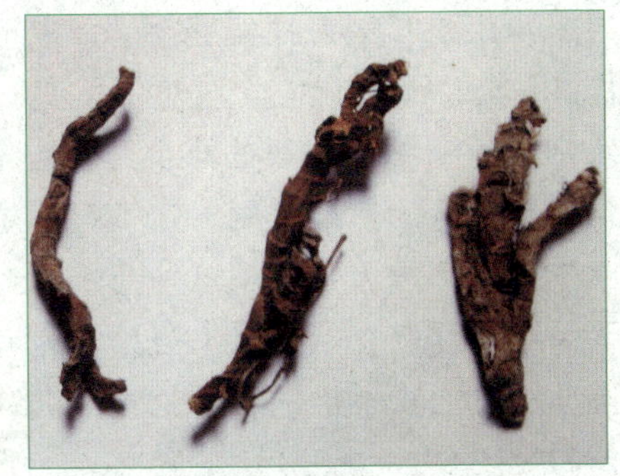

石菖蒲

按：石蒲气味芳香，能化湿开窍，《神农本草经》有"主耳聋、痈疮"的记载，可见于理亦通。本例是以石菖蒲末铺席而卧，需用大量的药材，可以考虑将药末撒敷于疮面上，应该每天清洗一次，再换新药，节约药材。

9．女贞散治疗面黑

宋代兴国年初，有任氏女貌美颇有姿色，嫁给进士王公甫。因为公甫俸禄不高，很是愁郁不乐，任氏面色渐渐发黑，自觉惭愧而回娘家求治。有一个道人说："这个病可以治疗。"让她以酒送下女贞散10克，每日2次，数日间颜面变得微白，一月间恢复如初。于是给道人钱财，让其说出女贞散的药物组成，原来是用铅丹、紫菀各等分，研为细末而成。（《名医录》）

按：铅丹辛寒无毒，化妆品多有用者。关于紫菀，《本草纲目》中介绍："此手太阴（指肺）气分药也。肺热则面紫黑，肺清则面白。三十岁以后则肺气渐减，不可复泄，故云不可服之也。"此方所治面黑，是指因病而致者，若生来面黑，恐怕无效。

10．武则天的养颜秘方

武则天十分注重保养容颜，除了服用延缓衰老的药物外，还天天外涂美容药。68岁那一年，容貌看似仍旧年轻，身边的人看不出衰老之处。《新唐书》记载："太后虽春秋高，善自涂泽，令左右不悟其衰。"但未写出她是用何种美容药"涂泽"化妆的。在她去世40多年后，王焘在《外台秘要》中，专门记载了武则天长期用过的一首外涂美容药方，主要药物就是益母草，称为"近效则天大圣皇后炼益母草留颜方"。其中说到，每天朝夕用这种药剂涂搽面部与双手，能逐渐剥落浮皮，减少黑斑与皱纹，并特别写明"此药洗面，觉面皮手滑润，颜色光泽"。涂用的日子越长，效果越明显："经月余生血色，红鲜光泽，异于寻常。如经年用之，朝暮不绝，年四五十妇人，如十五女子。"（《外台秘要》）

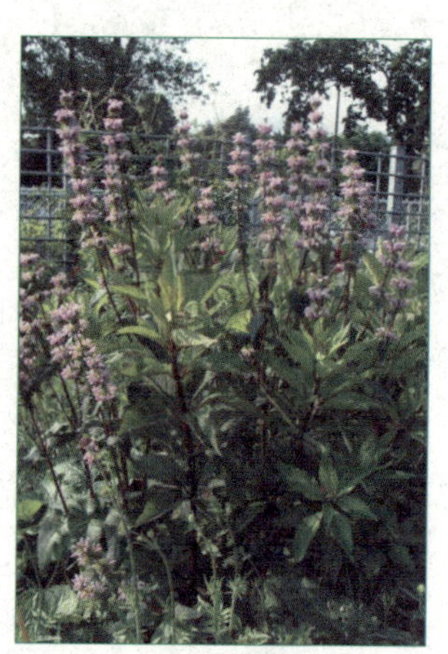

益母草

据记载：炼益母草的要求是在阴历五月初五这天，采收全株益母草，不能带泥土。将益母草暴晒干燥，研成细末，过筛，再加入适量面粉和水，调成面团，捏成鸡蛋般大小，再暴晒干，然后用一个四旁开窍的黄泥炉子，上下各铺一层炭，将药放在中间，点火煅烧。大约一天后，将药取出，晾凉，用瓷钵研细，过筛再研，越细越好。之后加入1/10的滑石粉、1%的胭脂调匀研细，沐浴或洗脸、洗手时用药末涂搽。此法令肌肤光洁如玉，又名"神仙玉女粉"。

六、外科病方

1．牡蛎治疗瘰疬

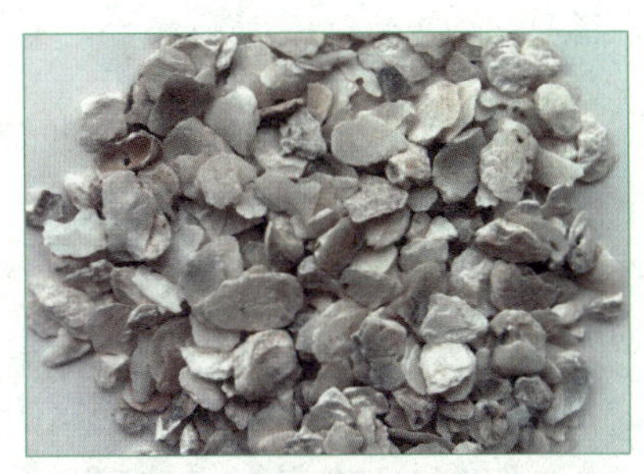
牡蛎

有一少年，颈项一侧长起一个瘰疬，大如茄子，上连耳部，下至肩部缺盆处，求医治疗，言明需服药百剂，且不能保其必愈。其人家贫做佣工，为人种田，不仅没钱买如许多药，即使服之也没有这么些闲空。其人很强壮，饮食也多，名医张锡纯让他每天3餐之时，先用饭汤送服煅牡蛎细末35~40克，一月之间消无芥蒂。然此唯有身体强壮且善饭者，可如此单服牡蛎。若脾胃稍弱者，即宜佐以健补脾胃之药，不然恐原病未愈而脾胃先伤，转致成他病也。（《医学衷中参西录》）

按：《本草备要》记载牡蛎“软坚化痰，消瘰疬结核，老血瘕疝”，为软坚散结要药，可以治疗瘰疬结核，单用即有效，但须“身体强壮且善饭者，可如此单服”。

2．斑蝥鸡蛋治疗瘰疬

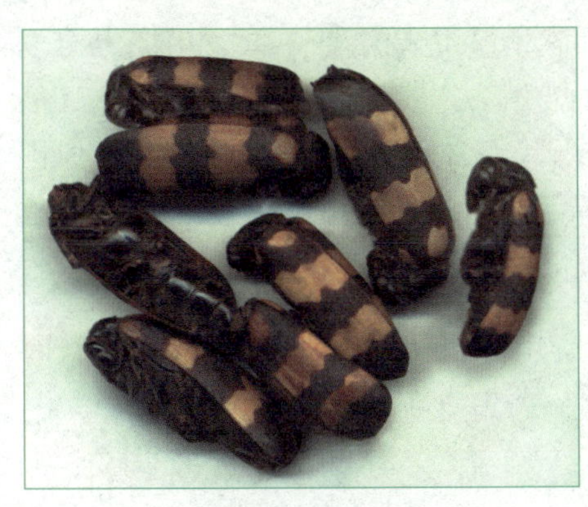
斑蝥

明朝末年，有一个道人善治瘰疬（淋巴结肿大），其方用鸡蛋7枚，将蛋壳扎破一小洞，每枚鸡蛋放入斑蝥1个，再将蛋洞用纸封住，在饭锅上蒸熟，每天空腹食用一枚鸡蛋，求治者甚多。（《外科发挥》）

按：这是一个流传较广的偏方。斑蝥为剧毒中药，用治瘰疬或癌症系以毒攻毒治法。本方用斑蝥一个，量不算大，且有鸡蛋养护正气，可以试用。不只对淋巴结肿大，而且对癌症也有一定疗效。

3．甘遂、甘草治疗肿核

安徽滁县人韩咏患病脚气上攻，流注四肢，结成很多肿核，色赤灼热而且疼痛。有一医者用甘遂研为细末，以水调敷于肿核上，另以甘草浓煎内服。肿核竟然迅速消散，一服而病去七八，再服而愈。（《百一选方》）

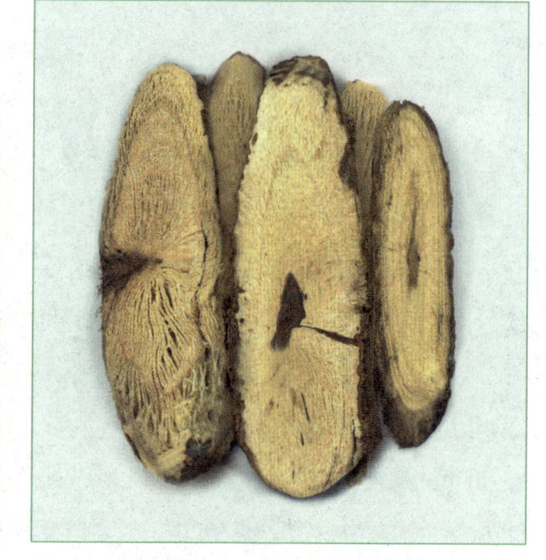
甘遂

按：脚气从脚而起，久而不散，流注四肢，结成肿核。甘遂、甘草本为相反之药，一般不可同用。现代药理研究证实，两药配伍时，甘遂毒性大大增加，且甘草量用越多毒性越大。本案取甘遂研末外用解毒以消肿核，另用甘草内服，与甘遂相反相成而建奇功。虽是相反之药，因一系外用，一系内服，两者并不冲突，颇见医者匠心。

4．全蝎治疗颔下肿块

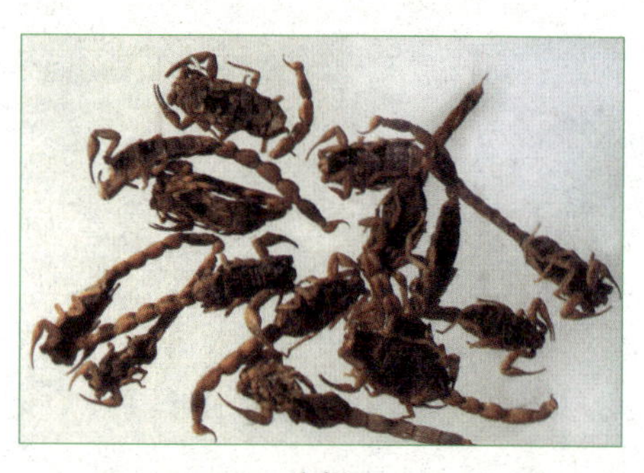
全蝎

本村有刘氏妇女，颔下长起一个时毒肿块，感觉发硬，以手抚之有微热感，名医张锡纯当时初始行医，治疗几次也未见效。后来有人传授给她一方，用壁上全蝎7个，焙焦为末，分两次用黄酒送下，服此方3天，其颔下肿物即消无芥蒂。原因墙上所得蝎子，未经盐水浸腌，其力浑全，故奏效尤捷也。（《医学衷中参西录》）

按：全蝎为解毒消肿要药，尤其本例所用活蝎"未经盐水浸腌，其力浑全，故奏效尤捷。"市面所售全蝎多经处制，药力有所减弱。

5．葱白热敷治疗肿块

明代有一个人体质非常虚弱，偶尔发现四肢长了一些肿块，导致肌肉疼痛，甚至不能正常行走。偶然得到一个方子，就是用葱白切细后捣烂，用锅炒热，外敷于患处。凉了就再换新的，没多久肿块就消失了。（《寿世保元》）

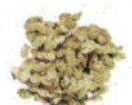

6. 水蛭治疗腹部癥瘕

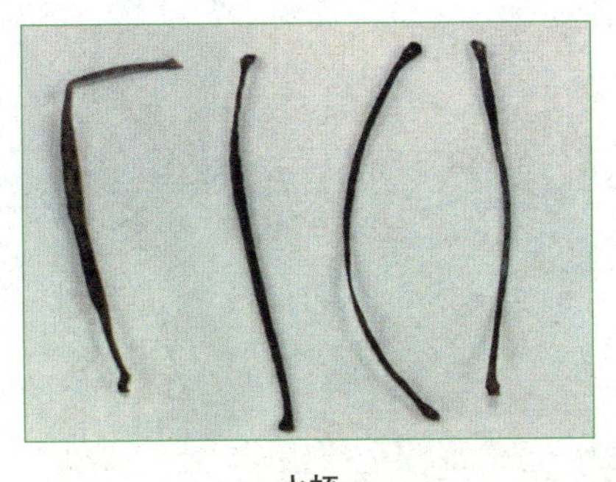

水蛭

张锡纯曾治邑城西傅家庄傅寿朋的夫人，经血调和，但就是不产育。细询之，少腹有癥瘕一块，即有一个肿块。遂单用水蛭50克，香油炙透为末，每服2.5克，每日2次，服完竟无效果。随后改用生水蛭，如前服法。50克犹未服完，癥瘕尽消，第二年即生了个男孩。但气血亏损者，宜用补助气血之药佐之。（《医学衷中参西录》）

按：水蛭为活血消瘀要药，“唯气血亏损者，宜用补助气血之药佐之”。

7. 赤小豆治疗胁疽

南宋时有个医官过豫章胁肋处长了一个痈疽，屡治不效，快要深入至五脏了，十分危重。但是有一个医家用药治疗之后效果却十分迅捷。任承亮知道后问他：“你是不是用的赤小豆啊?”那个医生很惊异，跪地而拜曰：“不错，我用这个方法曾经救活了13个人，请你不要再说了，不然，就等于砸了我的饭碗。”（《朱氏集验方》）

按：赤小豆甘酸性平，无毒，虽为平常之品，却如本案所证，可治疗一些大病。既可内服排痈肿脓血，又可捣末同鸡蛋清调匀外敷，可治一切热毒痈肿，不应小觑。医用赤小豆非平常食用饭豆，其形亦与饭豆稍异，须知这一点。

8. 赤小豆治疗宋仁宗痄腮

宋仁宗赵祯还在东宫为太子时，有一年春天患了痄腮，病势甚重，头面皆肿。急得真宗赵恒无心料理朝政，传谕朝中太医赶紧为太子治病，怎奈一时未能治愈。赵祯从小娇生惯养，成天呼叫疼痛不已。皇上无法，问左右侍臣：“太子的病怎样才能治好呢？”一个侍臣说：“看太子面颊肿痛甚剧，莫非是得罪了什么神灵吧？应该求之于僧道，设醮立坛。神者敬而求之，鬼者驱而镇之，这

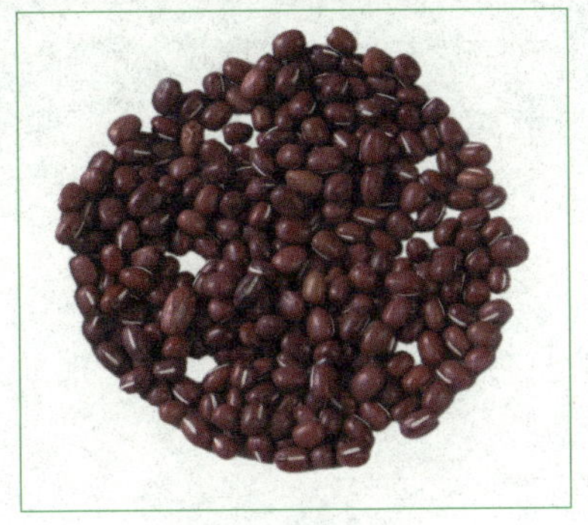

赤小豆

样太子疾病方可有望治愈。”真宗正在焦急之中，也不问此言有无道理，便派人诏谕各地僧道，进宫为太子治病。

京城里有一个僧人名叫赞宁，精通医道，操术如神，远近驰名。原在杭州灵隐寺出家，吴越王钱镠封他为两浙僧统，宋太宗又将他调到京城，撰修《高僧传》。人们向皇上推荐赞宁，皇上就命他为太子治病。赞宁见了太子的病，不慌不忙，从囊中取出赤小豆一撮，有人在旁数了，正好49粒，共研成粉末，只见赞宁念念有词，将药粉敷在太子的腮上。不多时，竟然肿消痛止。（《朱氏集验方》）

按：赤小豆具有清热排脓的功效，医书中记载了很多关于其治疗痄腮的讲述。现代治疗流行性腮腺炎的一般方法是：取赤小豆50~70粒研成细粉，和入温水、鸡蛋清或蜜调成稀糊状，摊在布上，敷于患处，每天换药一次。

9. 薏苡仁治疗辛弃疾疝气

南宋时，爱国大词人辛弃疾自北方返回朝廷，忽然得了颓疝之病，阴囊重坠，大如水杯，行动十分不便，用了很多药物都无效果。有一位道士传给他一个食疗方法，用东方壁土将薏苡仁炒成黄色，然后用水煮烂，放砂盆内，研成膏状，每日用米酒调服10克，辛弃疾按法服之，居然获得治愈。后来有沙随先生亦患这种病，辛弃疾亲自授予该方，亦收良效。清代大学者梁章钜寓居邗江时，见有人患疝疾“甚苦”，即以此方授之，“五日而获愈。”（《归田琐记》）

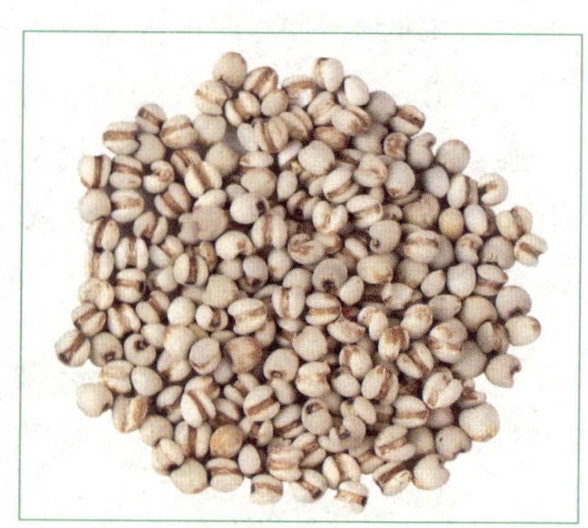
薏苡仁

按：薏苡仁性凉，味甘，有健脾渗湿、除痹止泻的功效，被誉为“米中第一”。虽为平常之物，治此疝气收效颇确，本节有3人均用此法治愈，可以说经得起重复。用东方（东墙）壁土将薏苡仁炒成黄色，旨在增强健补脾胃的功能。

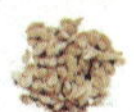

10．射干治疗发背

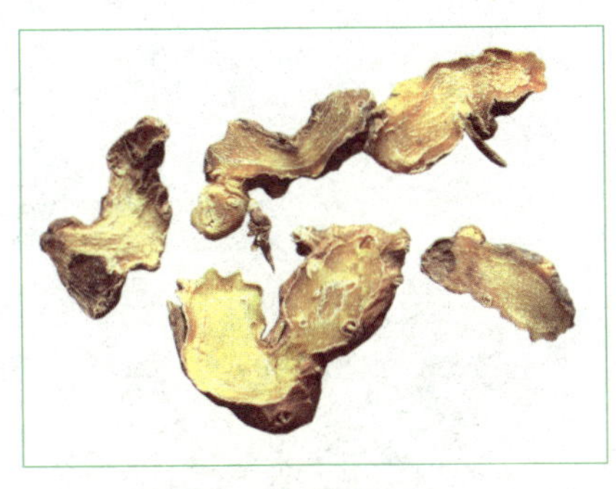

射干

元代有一士人王珪说：我曾经随从士大夫游学，经常听他们说有一个人善治背上生疮，即俗称“发背”者。自叹不曾遇见其人，传说特别神奇。有一天，忽然有一个人同一位方士来投宿于王珪的旅馆，称要住几天，并说“善于治疗背疮”。问了一下，知道这个方士即是众人所说的那个人。问他的方子，就是一味中药——射干。（《养生主论》）

按： 射干性苦寒，清热解毒，消痰结，为咽科要药。陶弘景曾说它“苦酒摩涂毒痛（痈疽）”，看样是用醋调外敷，不是内服。刘完素亦说它“去胃中痈疮”，应该是内服，因此用其治疗发背亦算不无道理。

11．五倍子治疗背痈生虫

镇海杨姓人家，背部患痈，久治不愈。伤口烂如大碗口，出脓甚多，其中爬虫千万条，痒不可忍。名医范文甫见之，亦无法可想，乘轿欲返。其中一个轿夫问起病人缘由，范氏告以虫多无法可治，捕之不暇。该人曰：“何不用五倍子煅炭，研细，和黄糖一起捣如泥，当膏药敷之。每日换一两次，虫即死于黄糖之中，痈亦可渐愈。”范即如法试之，竟然极效，2天后，虫子不知何处去了，痈亦见瘥。

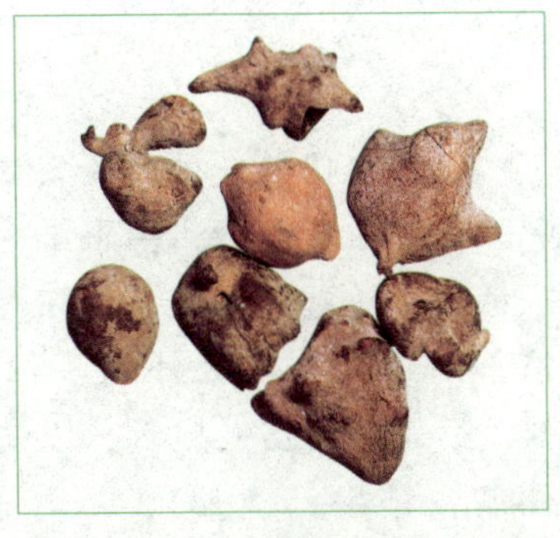

五倍子

按：《本草纲目》曰：五倍子“敛溃疮金疮……一切诸疮，一切肿毒”。用治此症，当属对路。范文甫为江浙名医，能不耻下问，选用民间验方，堪为医家榜样。

12．蒲公英治疗手指肿痛

唐代贞观十五年七月某日夜里，药王孙思邈因为右手中指背偶然碰了树木一下，清晨竟然痛不可忍，10天后疼痛更加严重。视之已成疮疖且渐长渐大，色如煮熟的赤小豆色，听一位高人指引，教用蒲公英一味治之，遂单服蒲公英试之，竟然药到病除，不足10天而疮消痛止，平复如初。孙思邈在《千金方》中记载了此事。

13．野菊花治疗疮疱疹

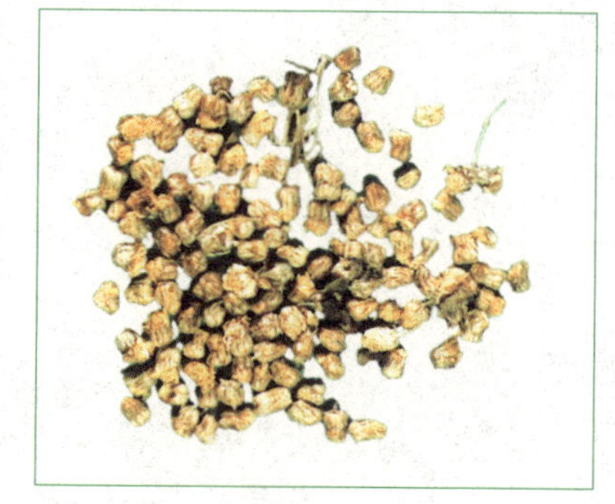
野菊花

叶桔泉在农村时，曾见一农民，患手背蜂窝织炎，他们叫“手发背”或“手背疔”，肿痛颇剧，发高热。经一个老乡介绍，采用野菊花煎服，并用药渣外敷手背，不过三四天的工夫，肿痛竟完全消退了，当时觉得很神奇。后来看到本草书上有这样的记载。

苏州有一陈姓小孩，两腿患脓疱疹，来势迅速，蔓延极快，脓汁粘连，既痒又痛。叶氏介绍他用野菊花煎汤敷洗，只洗了两三次，确有“一扫而光”的功效。野菊花竟有这样惊人的效用，给叶氏印象深刻，因此，把它当作“雷佛奴耳”消毒液的代用品，对皮肤化脓性、溃疡性疾病，常介绍用此汤浸纱布做罨包，大都能收到良好的效果。（《实用经效单方》）

14．蜣螂熬膏治疗疔疮

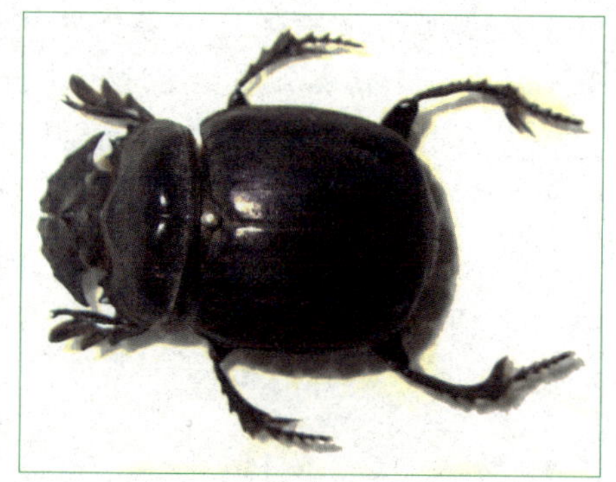
蜣螂

唐代元和十一年，大文学家柳宗元被贬到柳州当官，第二年患了疔疮，感觉疔疮像箭一样直钉入骨，实在疼痛难忍。病情日渐加剧，内服外用多种药物均不见效。后有一位友人提示，以蜣螂熬膏调制外贴，结果，竟然“一夕而百苦皆已”——一晚上竟然解除了所有痛苦。第二年，柳宗元因为吃了羊肉，引起疔疮再次发作，再用，亦如神验。他在给诗友刘禹锡的信中说道：“蜣螂系医治箭镞入骨不可拔”的良药，用蜣螂和稍熬过的巴豆研匀涂在箭伤处，“斯须痛定”——一会儿的工夫疼痛就止住了。（《柳州救三死方》）

15．蚰蜒治疗伤口不愈合

香港南洋兄弟烟草公司董事长简玉阶（1877—1957），人称“烟草大王”，

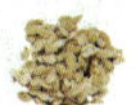

一生信赖中医。有一年在上海，他的颈项生了一个肿核，硬得很。他知道这么硬的肿块，或许有致命之忧，就请名医陈存仁诊治，陈说：“我擅长的是内科，这个疬核，你应该请西医诊治。”于是他遍请上海有名的西医诊治，当时上海没有激光设备，他就先到日本，医生主张要用腐蚀的方法，他不同意。后来到美国，医生主张用电来照射，但是这种电照热度达到3000℃，他吃不起这种苦头。又转到德国，医生认为非割治不可。迫于无奈，他就让西医割治，在德国开刀后1个月，伤处却不能收口。西医说：“只要你身体强健起来，慢慢儿就会收口的。”于是他仍然回到上海，继续请陈存仁治疗，陈看过他的伤口，说：“四周已经结成白色皮肉一般的‘缸口’，这种缸口一起，就是你身体再好也不会收口。”简那时神经衰弱至极，一天到晚念“阿弥陀佛”，对于厂务不再打理，惊慌之色溢于言表。

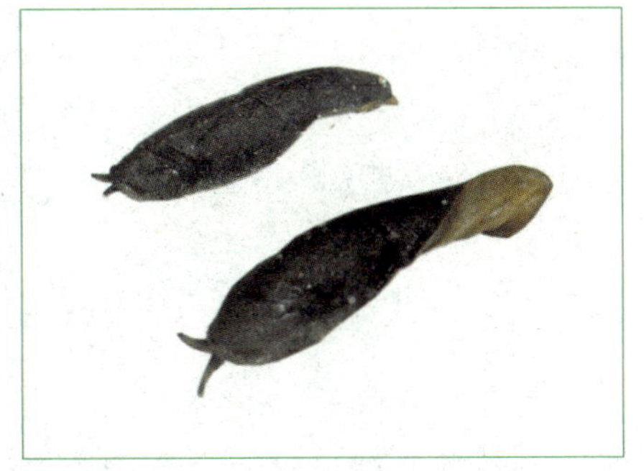

蚰蜒

陈存仁有一个同学刘左同，擅长外科，遍访铃医收集单方。陈陪简氏去看，刘左同说：“明天我带一种药来，这种药可以填补缸口，让它愈合起来。”简氏点头称是。3个月后，缸口竟然消失，伤口愈合。简先生对刘医和陈极为感激。刘医偷偷告诉陈：“其实这种药只值几分钱，就是用蚰蜒（上海人称鼻涕虫）加甘草捣烂制成。”“我是从铃医那里学来的。”（《我的医务生涯》）

按：蚰蜒俗名鼻涕虫，具有一定的药用价值。手术后伤口久不愈合，西医无法，却用蚰蜒而治愈，可见铃医的偏方有时能派上大用场。

16．羊肉治疗疮口不敛

明代太学生蔡东之，年过50岁，得了背疽，找到当时名医薛己看病。薛己为他诊了脉象，认为是个脾虚之证，就叫用托里透脓的药治病。当时正是冬天，疮口破溃之后还没有彻底愈合，就又得了咳嗽病。仍旧请来薛己诊治。薛己看了病情之后，说：“疮口不收，是脾虚了；咳嗽不止是肺虚了，应当补益脾胃。”当日蔡东之、薛己吃饭，席间薛己发现蔡东之不吃羊肉，就对他说道：“羊肉是很好的补品，吃了可以治疗虚证，正适合你吃。”蔡东之听了薛己的话遂笃信不疑，连吃了半个月羊肉，果然疮口愈合了，咳嗽也好了。（《证治准绳》）

按：疮疽溃后而不收口，多由气虚引起。羊肉甘温，补中益气，气盛而能生肌，故可敛疮封口，薛己实为善用食疗食补者。清代李冠仙曾云：“善调理者，不过用药得宜，能助人生生之气耳。”此案可见一斑。

17．内托生肌散治疗疮口不敛

奉天高等师范书记张纪三，年30余岁。因受时气之毒，医者不善为之清解，转引毒下行，自脐下皆肿，继又溃烂，睾丸露出，小腹出孔五处，小便时五孔皆出尿。张锡纯为疏方：生黄芪、天花粉各50克，乳香、没药、银花、甘草各15克，煎汤连服20余剂。溃烂之处，皆生肌排脓出外，结疤而愈，始终未用外敷生肌之药。（《医学衷中参西录》）

按：此方名为内托生肌散，专治瘰疮疡破后，气血亏损不能化脓生肌。或其疮数年不愈，外边疮口甚小，里边溃烂甚大，且有串至他处不能敷药者。

内托生肌散组成：生黄芪200克，甘草100克，生乳香、没药各75克，生杭芍、天花粉各150克，丹参75克。

上7味共为细末，开水送服3钱，每日3次。若将散剂变作汤剂，需先将天花粉改用240克，1剂分作8次煎服，较散剂生肌尤速。

按：一般治外科者于疮疡破后不能化脓生肌者，不用八珍即用十全大补。不知此等药若遇阳分素虚之人服之犹可，若非阳分素虚或兼有虚热者，连服数剂有不满闷烦热、饮食顿减者乎？夫人之后天赖水谷以生气血，赖气血以生肌肉，此自然之理也。而治疮疡者，欲使肌肉速生，先令饮食顿减，斯犹欲树之茂而先戕其根也。

18．醋泥治疗烧烫伤

治疗火烧疮无过于醋泥，甚是灵验。孙光宪给家人做煎饼时，一个婢女抱着孩子守在炉边，不小心将孩子跌到炭火之上，引起烫伤。马上以醋泥敷之，至第二天早晨即不痛了，亦未留疤痕。所以说俗说不厌多闻。（《北梦琐言》）

按：米醋，可消痈肿，散水气，杀邪毒。李时珍在《本草纲目》说：“大抵醋治诸疮肿积块，心腹疼痛，痰水血病，杀鱼、肉、菜及诸虫毒气，无非取其酸收之义，而又有散瘀解毒之功。”

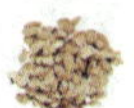

19．黄柏治疗烤火疮

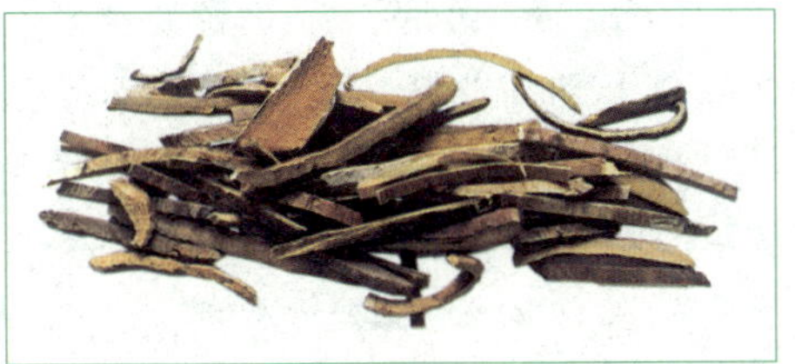
黄柏

宋代某年冬天，有一个人因寒冷而烤火，此后两腿就生疮溃烂，流出汁液淋漓不断。人们都不认识是什么病。后来有一医生说："这是因为火气入内而生的疮，只要用黄柏皮为末，敷之可以立愈。"如法试之，果然痊愈。后来曾经复发一次，恰逢当时没有黄柏，就用薄荷煎汤涂敷，也获治愈。（《名医类案》）

按： 黄柏苦寒清热，研末撒敷，治疗热毒疮疡、湿疹等症，符合医理。本例病情复发后，因无黄柏，改用薄荷煎汤涂敷，亦获疗效，不失为又一偏方。

20．罂粟仁治疗伤痛

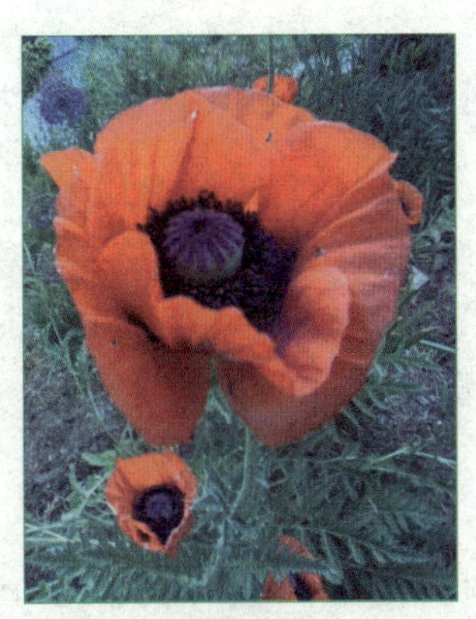
罂粟花

唐武德元年，秦王李世民率兵攻打西秦薛举，在战斗中负伤，伤口疼痛异常。当地一位老农把一捧比米还小的罂粟仁放在锅里熬好，让李世民服下，秦王服后，一觉醒来，伤口了无疼痛，已经结痂，他对这种罂粟仁疗效之快留下深刻印象。

李世民统一中国当了皇帝，犹记当年治伤之恩，率众来到昔日疗伤的草房，想当面致谢，但老农已无踪影。他对草房深鞠一躬，回朝后即传下圣谕，封罂粟仁为"御米"，罂粟的壳为"御米壳"，留下一段掌故。

按： 罂粟属于毒品的原料，目前为控制使用的药品。

21．童子尿、黄酒治疗外伤

《外科心法》中记载：明代名医薛己26岁时被重车辗伤，昏迷良久才苏醒过来，感觉胸胁满闷，气息不通，急饮热童尿一碗，遂觉胸宽气顺，唯有小腹作痛。再予复元活血汤一剂，大便排下恶血数升许，肿痛悉退，更服养血气药而痊。之后，薛己在居庸关时，曾见到一次翻车，7人受伤，全都倒在地上呻吟不止。于是都给灌服童尿，内加少量黄酒，服后竟然全都无事。薛己认为：

"凡是一切伤损，不管体质壮弱，有无瘀血，均宜服用本方。如有胁胀或作痛，或发热烦躁口渴，只要服用本方一瓦盆，疗效超过其他药物。"

1956年7月底，广东省游泳队在北海市进行跳水表演，女队员王某从数米高跳台上翻筋斗跃入海中，久而不见其浮起。同伴情知有异，马上潜入水中探寻。将她捞起时，已经昏迷，急送市人民医院抢救，经治3天无效。8月2日清晨，邀请北海市名医苏立民先生会诊。只见患者卧于床上，目合口闭，面色绯红，昏迷不醒，呼之不应，呼吸粗大，脉浮弦数大，搏指有力。细查身体，不见任何损伤。苏氏深思良久，确认患者抢救3天未见转机，实在危险。但脉症合参，患者尚有生机。突然，苏氏悟道："有了！可一药而愈，我这就回院取药来治。"便和同院的赖医生说："此症虽危重，但有救生可能，而且也不难治，只用童子尿一味就够了。"赖医生觉得此药平庸简单，恐怕无济于事。苏氏进一步阐发说："你还没明白其病机吗？这是由于倒身高坠入水，气乱血厥，冲击入脑，神经震荡，失去知觉，故见此状，即《内经》所谓'气之与血并走于上，则为大厥'之义，主用童便，取其降火最速，可使气返则生矣！"急取健康男童小便约二三百毫升，盛入药瓶，只称是"还魂酒"，中午12时给患者灌下。下午3时许，患者苏醒过来，已能言语，有问有答，不诉所苦。随后休养两天，精神复原，痊愈出院。

按：童子尿指12岁以下男孩的尿液。《医林纂要》记载童尿，"凡跌打血闷欲死，灌此即苏。"清代《冷庐杂识》亦记载："凡受刑伤，饮小便止痛解毒，获效最神。"本节古今几个案例都证实了童子尿治疗外伤所致内脏痛胀昏厥等症的疗效。

22. 骨碎补治疗骨折

五代十国年间，有一次，后唐明宗皇帝李嗣源率众围猎。突然从草丛中窜出一只金钱豹，吓得皇帝的爱妃从马上摔了下来，跌得筋伤骨折，血流不止。当时御医不在身旁，众人吓得手忙脚乱。幸得一名卫士从岩石上采来一些草药，捣烂后敷在伤口上，很快就血止痛减，不久，断骨也接续完好，伤口痊愈如初。明宗皇帝大喜，亲笔题名这种草药为"骨碎补"。

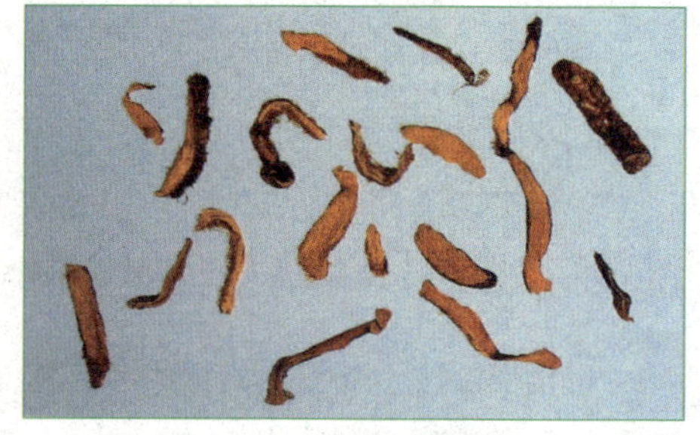

骨碎补

按：骨碎补之名顾名思义，应有接骨续筋之功。

23. 云南白药传奇

云南白药为中药瑰宝之一，治疗跌打损伤、各种出血病症有很好的疗效，在国内外享有盛誉。该药的发明者为云南省江川县曲焕章。曲氏原是一名小贩，有一天他在云南旧城卖土布时，突然腹部剧痛难忍，倒在地上不省人事。当地著名草医姚连钧将曲救起，并彻底治好了他的病。由此，曲氏对医药发生了浓厚兴趣，弃商不作，拜姚连钧为师学习草医。从师 3 年，于 1905 年回老家以行医为业。在广泛搜集、整理民间验方的基础上，他跋山涉水，寻找、品尝各种草药。传说，有一天，曲焕章进山采药，遇见两条蟒蛇在搏斗，其中一条被咬得遍体鳞伤，气息奄奄，只见它挣扎着爬到一块草地上，蠕动了一会儿身体，然后好像有一股力量，蟒蛇身上的鲜血止住了，伤口也好了。曲焕章看得惊呆了，心想，一定是这种草具有神奇的止血效力，治好了蟒蛇的创伤。等蟒蛇走后，他把这种草药揪下来，仔细辨认，后来他把这种草药加入自己的配方中。反复临床实验，用了 9 年时间，在 1914 年配制出一种白色粉末状的药，即名著海内外的云南白药，当时称“百宝丹”。治疗跌打损伤及多种大出血病症效果很好，深受当地群众欢迎。

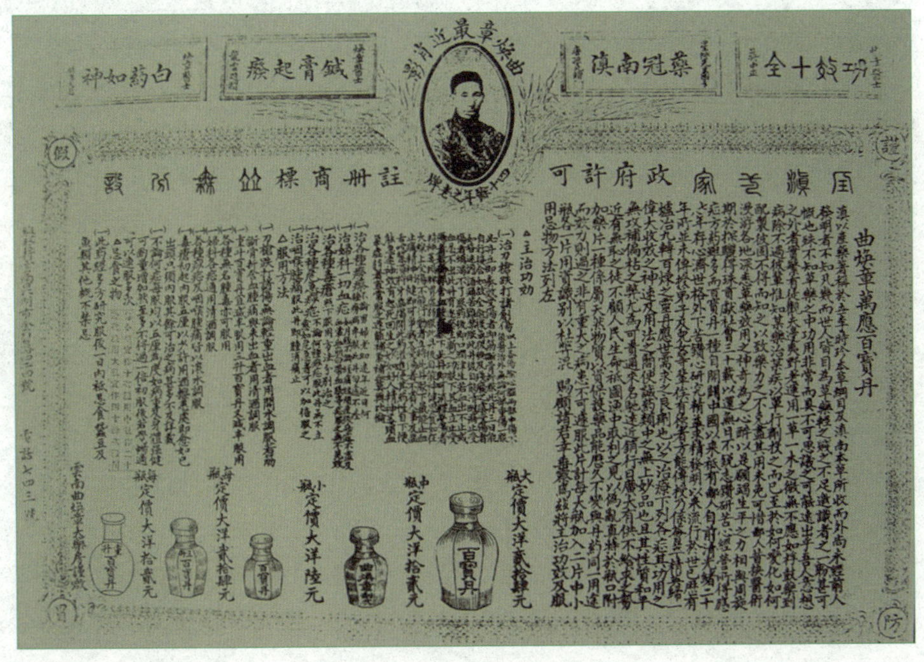

曲焕章大药房药票

1919 年，孙中山在广东发动护法战争，云南滇军响应北伐，有军长吴学显率部赴广西讨伐军阀，在战斗中负伤，右腿骨被枪弹打断，请当时昆明最有名的一家法国医院和陆军医院诊治，均称要开刀截肢才能保住性命。吴学显转请曲焕章治疗，曲不用一刀一针，只用云南白药和其他中草药即治好了伤腿骨折，使其行走自如。吴感激不尽，亲自登门送上“效验如神”金漆大匾，并派军乐队在昆明市内绕城奏乐游行，宣扬白药的神奇功效，那家法国医院的洋教授们也十分佩服。

24．片仔癀传奇

片仔癀是蜚声中外的名贵中成药，国际友人誉之为“中国特效抗生素”，海外华人视之为百病克星，“国宝神药”，“安家至宝”。

相传片仔癀是明代宫廷的御用良药。明嘉靖年间，有一位明世宗的御医，医术高明，因不满严嵩父子专政，逃出京城，来到闽南漳州市郊璞山岩寺庙，隐姓埋名，削发为僧。当时，寺中和尚受少林影响，人多习武强身以护寺庙，刀伤骨折时有发生。这位御医见状不忍，遂按宫廷秘方制成专治跌打损伤的特效消肿之药“八宝丹”，伤者服用后，片刻见效，人们无不拍手称绝，视为神药。天长日久，附近闽南百姓多有所闻，凡有跌打损伤或肿痛发烧，纷纷向寺庙求药，果然疗效神速，声名日噪，成为璞山岩寺庙的传家之宝，代代相传，秘不外泄。

民国初年，秘方传至僧人延侯的手中。这位和尚不甘寂寞，离开寺庙，娶妻成家，在漳州东门开设“馨宛茶庄”，同时制售“八宝丹”，这样一来，片仔癀就由佛门进入民间。其时，每丸“八宝丹”重5克，一般炎症只需切一小片服用，就能退癀（闽南话“退癀”意为“消肿”），闽南人俗称“片仔癀”。

片仔癀采用牛黄、麝香、田七、蛇胆等名贵药材精制而成，可用以治疗疔疮肿毒、刀枪外伤、蛇咬伤、烧烫伤等症，疗效非凡，开刀手术后服用片仔癀，伤口愈合较快。中国医学科学院药物研究所进行实验，确认片仔癀具有消炎止痛、清热解毒、化瘀消肿等功能，对急性肝炎、胆囊炎、咽喉炎、中耳炎及一切炎症引起疼痛、发热等症，都有很好疗效。

现在，片仔癀尚有外用制剂复方片仔癀软膏用于治疗各种皮肤病，复方片仔癀痔疮膏用于治疗痔疮肿痛出血等症。

七、妇科病方

1. 温冲汤治疗宫寒不孕

张锡纯治一妇人，自20岁出嫁至30岁未育子女，其丈夫商治于张锡纯。细询其素性禀赋，言及生平最畏寒凉，热时亦不敢进食瓜果。其月经则大致调和，偶或错后两三天。知其下焦虚寒，遂用温冲汤，方中重用紫石英30克，取其性温质重，能引诸药直达于宫中而温暖之。服药30余剂，畏凉之征象解除。后数月遂致受孕，以后接连生育子女。益发相信《神农本草经》所谓治十年无子者，诚不误也。（《医学衷中参西录》）

温冲汤组成： 生山药40克，当归身20克，附子、肉桂各10克（去粗皮后入），补骨脂15克（炒捣），小茴香（炒）、核桃仁各10克，紫石英40克（研），真鹿角胶10克（另炖，对服）。

按： 张氏谓凡其人素无他病而竟不育者，大抵皆因相火虚衰，以致宫寒不温者居多。因为制温冲汤一方，治妇人血海虚寒不育。其人平素畏坐凉处，畏食凉物，经脉调和而艰于生育者，即与以此汤服之，或10剂或数十剂，遂能生育者多矣。方中主药为紫石英，《神农本草经》谓其“气味甘温，治女子风寒在子宫，绝孕十年无子”。

2. 秘方外用治疗不孕

民国时期，北京有个叫方观准的人，平时乐善好施，喜欢放生，珍藏字画。年已40岁却没有孩子。有一天，他从废弃的乱纸堆里发现一个求子的验方，就按照这个方子用药试试。结果第二年他的妻子真就为他生了一个儿子。于是他便将这个方子传给亲戚朋友，凡是应用过的都很灵验。几年后，名医杨熙龄因事进京意外和方观准相识，说到此事时杨熙龄尚存疑虑。后来，杨熙龄的儿子结婚6年仍没有生育，便想到用这个方子让家人试验，用药后果然喜得一子。他的族嫂结婚8年未育，用这个方子后也生了一女。杨熙龄这才心服口服，乃将这个方子传于邻里乡亲，竟然屡试屡验。

此方如下： 紫梢花、川花椒、枯白矾、洋潮脑、海螵蛸、煅龙骨、煅牡蛎、吴茱萸各25克；高良姜、公丁香、干姜、木香、山柰、甘松、官桂、蛇床子各15克，研末后，生蜜为锭，重约15克，不可日晒，不可口服。只让妇女月经走净后，用药一锭纳入阴道，次日取出，再换一丸，如此共18天，停药。次月

不必用药，入房自然怀孕。亦有用至三四丸、六七丸而受孕者。然总要夫妇无病方宜。（《著园医话》）

按：这是京城名医杨熙龄的亲笔记述，疗效似乎可靠。“然总要夫妇无病方宜”，且求孕者亦应放宽心态才好，不能期在必得。

3．妇科良药“定坤丹”

当年八国联军入侵北京时，慈禧太后避乱西逃，一路上颇受颠簸之苦。行至山西太谷时，终于熬受不住，妇科病发作起来，痛苦不堪。幸亏县令进奉了两粒当地名药定坤丹，方才止住疼痛，得以继续西行。慈禧感念此药功效不凡，亲笔为定坤丹题下“平安富贵”四字。这定坤丹其实是乾隆的杰作。

清代，宫中后妃嫔嫱闭锁深宫，经常精神抑郁，身体衰弱，大都患有瘀血证。乾隆皇帝感到这种情况将严重影响到皇族的嗣衍，于是在他即位的第四年(1739)，趁太医院召集全国名医聚集京城编纂《医宗金鉴》之际，诏令将瘀血证的医治列为重点研究对象。由是名医荟萃，集思广益，很快拟出了一个处方，施之临床，果然功效显著。乾隆大喜，就把这个处方命名为“定坤丹”（坤：旧指妇女，意即坤宫得到安定)。并将“定坤丹”列为“宫闱圣药”专供内廷使用。

当时有个监察御史孙廷夔是山西太谷人。因母病求医，便设法从太医院将定坤丹配方抄出，交其家庭药铺“保元堂”配制，供自家眷属服用。后来定坤丹配方辗转落入私人药店“广盛号”（即现在山西中药厂前身）作为商品制售，由于服之奇效，声誉鹊起。

按：定坤丹主要原料为：人参、鹿茸、当归、熟地、红花、三七、白术、枸杞子、香附、鹿角霜等29味珍贵中药材。处方奇妙，配伍得宜。具有调经活血之效，兼有理气、健脾、补血、止血、镇痛、强壮等作用。凡妇女身体虚弱，气血瘀滞，行经腹痛，经行先期或后期，经量太多或太少，白带过多，血崩血漏，月经当见而不见，或不当见而见，不到绝经期而月经闭止，以及产后诸虚等症，均具有良好疗效。今市面上药房多有销售。

4．寿胎丸治疗滑胎

名医张锡纯的友人张结泉善于针灸，其夫人素有滑胎之病。所以结泉年近四旬，尚未有子。偶与张锡纯谈及，问何以不治？结泉说，每次服药皆无效验，即使偶然足月产下亦软弱异常，数日而殇。这是因于禀赋薄弱，非药力所能挽

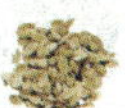

回也。张锡纯说："挽回此证不难，主要看用药怎么样。时其夫人受孕三四个月，遂治以寿胎丸方，服药两个月，至期顺利生产1个男孩，甚是强壮。"（《医学衷中参西录》）

按：寿胎丸方：菟丝子200克（炒），桑寄生、川续断、真阿胶各100克。上药将前3味轧细，水化阿胶和为丸0.5克重（干足0.5克）。每服20丸，开水送下，日再服。胎在母腹，若果善吸其母之气化，自无下坠之虞。

5．消乳汤治疗乳痈

张锡纯在德州时，有军官张宪宸夫人患乳痈，肿疼甚剧。投以消乳汤，两剂而愈。然犹微有痛时，怂恿其再服一两剂，以消其芥蒂。患者以为已愈，不以为意。隔旬日，又复肿痛，复求为治疗。张锡纯曰："此次服药不能尽消，必须出脓少许，因其旧有芥蒂未除，至今已溃脓也。"后果服药不甚见效。遂入西医院中治疗，旬日后，其疮外破一口，西医用刀扩之，以期便于敷药。又过10天，内溃益甚，满乳又破七八个口，医者又欲尽扩之使之畅通。病家畏惧，不敢治。强行出院还家，复求治于张锡纯。见其各口中皆脓、乳并流，外边实在不能敷药。遂内服汤药，助其肌肉速生，自能排脓外出，许以10天可为治愈。遂将内托生肌散（方见外科病方）作汤药服之，每日用药1剂，煎服2次，果然10天痊愈。（《医学衷中参西录》）

消乳汤组成：知母25克，连翘12克，金银花10克，穿山甲6克（炒捣），瓜蒌15克（切丝），丹参、生乳香、生没药各12克。

按：消乳汤治乳房肿痛或成乳痈新起者，一服即消。若已作脓，服之亦可消肿止疼，使其速溃。并治一切红肿疮疡。

6．赤小豆治疗缺乳症

明代外科名医陈自明的妻子生完孩子后没有乳汁，吃了很多通乳药也没有效果。已经7天了，孩子饿得哭，家人急得慌。听人说了一个方法，将赤小豆1升煮成粥来吃，还真管事，当天夜里奶水就有了。陈自明于是把这件事记入自己的专著《妇人良方》之中。

按：《本草纲目》说："赤小豆辟温疫，治产难，下胞衣，通乳汁。"可见本案赤小豆煮粥治疗缺乳证是有文献根据的。

7. 白术治疗妊娠呕吐

明代名医孙一奎曾经治疗一位孕妇，呕吐非常严重，同时还伴有腹胀、腰痛，吃了一些药全都被吐出来，异常痛苦。孙医生接诊后只给她开了一味白术，叫家人在锅内炒到发黄，取50克研末，用米汤送服，频繁饮用，连用4剂药后，呕吐渐渐停止。（《赤水玄珠》）

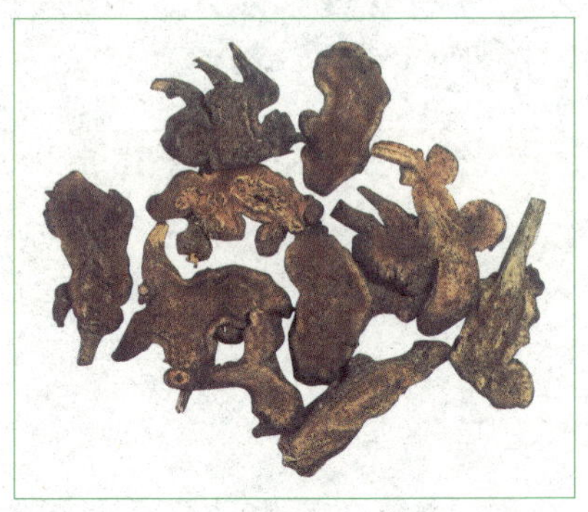
白术

按：中医素有“白术为安胎圣药”之说，用治妊娠呕吐是安全的。

8. 秋茄子治疗乳头皲裂

明代，有一产妇乳头皲裂，正值哺乳期，婴儿吮吸更是疼痛难忍。时值深秋，孙一奎便为她出了个偏方，将秋天的茄子用刀裂开，阴干，用火烧成灰后，捣成末，清水调匀后外涂患处，没几天就痊愈了。（《赤水玄珠》）

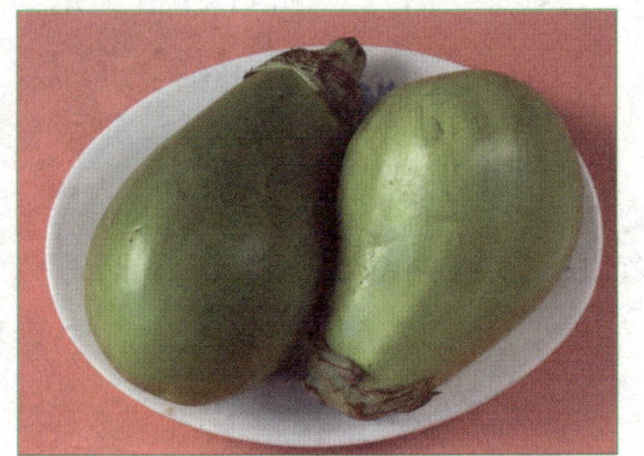
秋茄子

9. 三七善治妇科癥瘕

天津胡氏妇，月经6个月未通，心中发热，胀闷。有医家治以通经之药，数剂通下少许。自言小腹仍有发硬一块未消除。其家正好有三七若干，张锡纯令其将三七研为细末，日服20~25克，分数次服下。约服尽150克，经水大下，其发硬之块亦消失。由此可知，凡人腹中有坚硬之血积，或妇人产后恶露未尽结为癥瘕者，皆可用三七徐徐消之也。（《医学衷中参西录》）

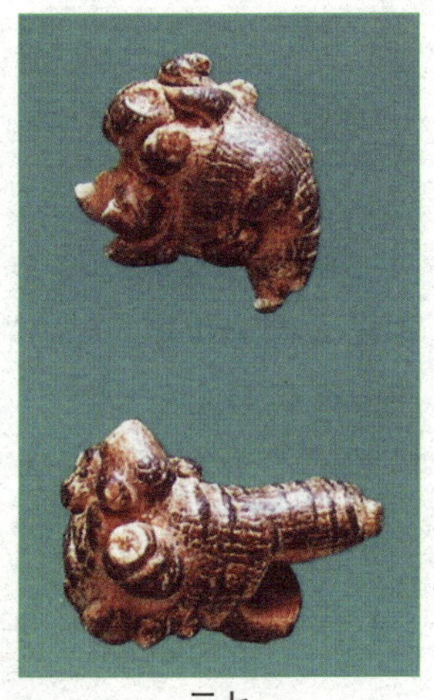
三七

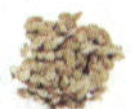

10. 枳壳治疗子宫下坠

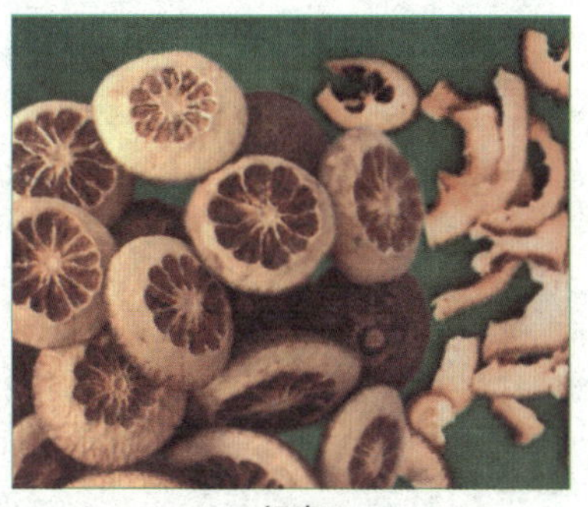
枳壳

高时巷蔡某之夫人，年47岁，身体素衰弱，因事到乡间，奔走了许多地方，忽然尿意频数，小腹酸胀，排尿困难，休息了一两天，就好了。回来后又感排尿困难，睡卧后较好，从此不能起立多劳动，多走路就要腰酸小腹胀，尿频而困难，经某医院诊断为“子宫下垂”，压迫了尿道。遂来名医叶桔泉先生处就诊，教她专服枳壳一味，一日量50克，水煎服，只服了三四天，竟然完全好了。

另有顾姓妇女，产后子宫下坠，曾以各种方法治疗之，均告失败，卧床将近两月。叶氏亦给予枳壳试用，连用5天后，竟得治愈。数年来先后应用本品者，约有百余例。（《实用经效单方》）

按：现代有医家用此法治此症，多有获效者。

八、儿科病方

1．药枣巧治小儿病

清代名医王旭高曾治一幼龄病孩，面黄肌瘦，痰多食少，昼日咳嗽，夜卧则喉中喘吼有声，病已半年。难的是小儿最怕服药，服之则呕吐，很是焦虑。王氏诊为脾虚而湿热痰蒸，阻之于肺。因病儿不肯服药，遂用药枣法。取人参、茯苓、白术、甘草、半夏、陈皮、苍术、厚朴、川贝、榧子，共研细末。另取大枣100枚，去核，将以上药末纳入枣中，用线扎好，每枚大枣约入药末0.6克为准。再用葶苈子30克，煎汤煮枣，待枣软熟，不可大烂，取出晒干，患儿饥饿时将药枣细嚼咽下一枚，每天可用五六枚，竟收佳效。（《王旭高临症医案》）

按：小孩畏药，当属常见之事。王旭高巧用药枣，变药治为食治，实为变通之法，独具匠心。所用之药系名方六君子汤合平胃散，另加川贝、榧子，系考虑到病孩尚有湿热阻肺之症而投。若仅系脾胃虚弱，可以不加这2味药。

另外安徽省名医龚士澄先生有偏方“胃寒药枣方”，与上面王旭高之法颇有异曲同工之妙。用治胃寒久痛，虽不甚重但又不断，汤丸皆不能服，闻药味即欲吐者最宜。又治脾虚食少，口泛清水，大便稀溏，心下嘈杂，食后腹胀者。36天为1疗程，冬季用之疗效尤佳。

胃寒药枣方：选黑净大枣500克，逐个剖开去核，每枣纳入中药荜澄茄3~5粒，白线扎紧勿漏。过一天后，剖口黏合，去线，置枣于文火炉旁，勤加翻动，炙烤酥透，取出候冷，盛于瓶中。每于饭前进食药枣两三枚，可饮热水。本方较之王旭高之方尤显简便。

2．红藤治疗寸白虫

宋代有士人赵子山患有寸白虫之症，十分苦恼。医生让他戒酒，而他素来贪于此道而无法戒除。某日，寓于天王寺庙内，夜半大醉而归，感到十分口渴。月光下见院中缸内水满映月，即大口饮之，觉得其水甘凉如同饴糖。待到拂晓，从肛门中爬出很多寸白虫，爬了一炕席。顿觉心腹宽畅，宿疾从此竟愈。大家都非常惊诧，看他昨夜所饮之水，原来缸中浸着红藤，为寺庙仆从织草鞋所用。因此知道是红藤在起杀虫作用。（《夷坚志》）

清代上海城南有莫姓孩子，7岁，好食瓜果。由此而患腹痛，日夜号哭，肌肉尽削。一日，有行脚僧过其家门，见之说：“此孩腹内有虫，现在尚可治

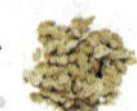

疗，若再延一个月即不可救，当为疗之。”僧于囊中拿出药草一束，令其煎服。当晚泻出寸白虫一升许，腹痛随即而止。视其草粗如笔管，折之而不断，叶疏而色红，这是本草所谓的赤藤。（《对山医话》）

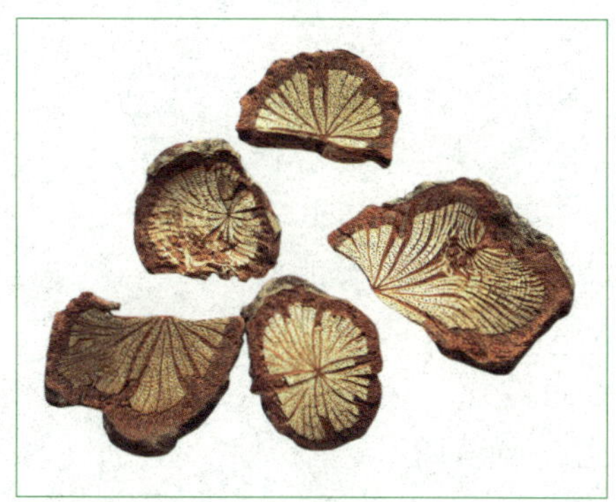

红藤

按：《对山医话》中所谓赤藤，即现在所用的红藤，性平味苦，《本草拾遗》指出：蛔虫，煮汁服之。齿痛，打碎含之。李时珍又云：“赤藤治诸风，通五淋。”

3．鳝鱼血治疗小儿赤游丹

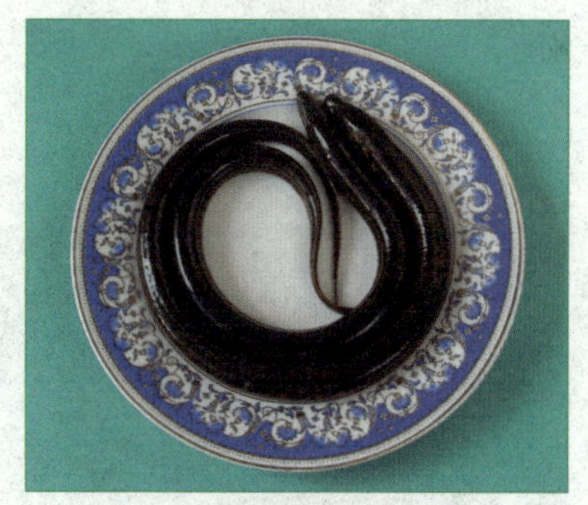

鳝鱼

赤游丹为小儿热毒之一种，多由胎中受热所致。其发病时，先身热啼叫，惊搐不宁；次则皮肤红晕赤肿，其色如丹，游走不定。新中国成立前，江苏有著名蔡氏幼科治小儿赤游丹，药到病除，其方秘而不宣，历百年而无人知之。新中国成立后，蔡氏加入联合诊所，名医干祖望先生与之共为同事。暗中观察，见其治小儿赤游丹症，用药不一定，或用金黄散，或用绿袍散，或用滑石粉……唯一律嘱用黄鳝鱼之血调制不变，且让“药调得越薄越佳”。旁观百例以上，用药纵然不同，嘱用黄鳝鱼之血与“药调得越薄越佳”则例例皆同。因此知其作用全在鳝鱼之血，所谓用药不过形式而已。如果不给药，怎么向病人收取药资？之后，干祖望凡遇小儿赤游丹症，皆嘱用黄鳝鱼之血，一涂了之，其效如神。（《茧斋医话》）

九、心肺病方

1. 心痛欲死，速觅延胡索

荆穆王妃胡氏，因食荞麦面着怒，遂病胃脘当心而痛，实不可忍。医家用吐下、行气、化滞诸药，皆入口即吐，不能奏功。大便已经3日不通。李时珍因思《雷公炮炙论》云：“心痛欲死，速觅延胡。”乃以延胡索末15克，温酒调下，刚刚喝下，不一会儿大便即通而心痛遂止。又治华老年50余岁，病下痢腹痛几乎要死，已预备了棺木。李时珍亦用延胡索15克，米汤服之，疼痛立即减去一半，再经调理而安。（《本草纲目》）

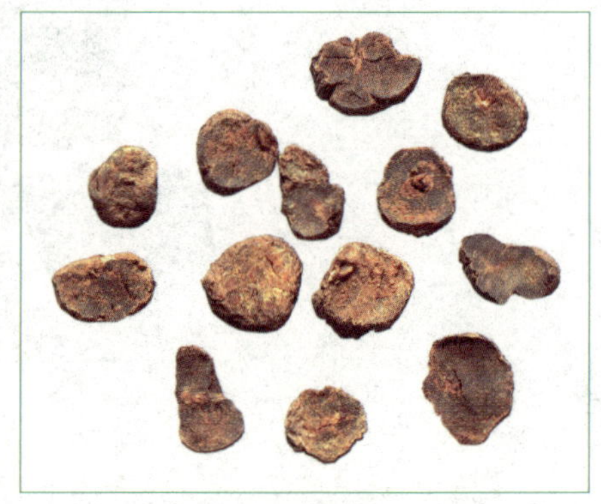

延胡索

按：李时珍曰：“延胡索，味苦微辛，气温，入手足太阴、厥阴四经，能行血中气滞，气中血滞，故专治一身上下诸痛，用之中的，妙不可言。”“盖延胡索能活血化气，第一品药也。”

2. 松仁治疗心脏病

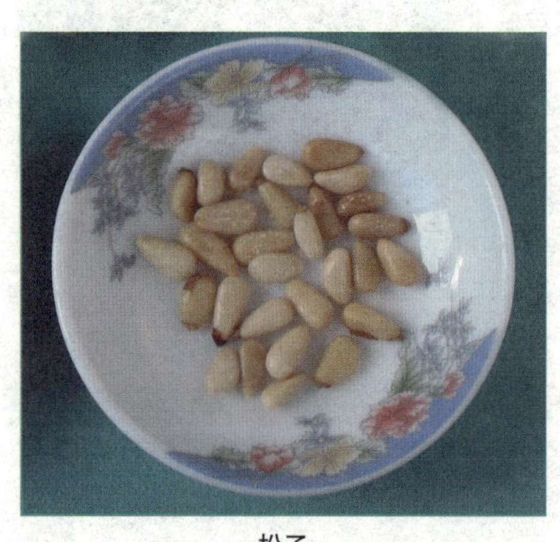

松子

有人患风湿性心脏病，多方求医，皆称不治。后求医于名医施今墨。施今墨并未处方，仅嘱其购买松子一麻袋，每日3次，每次一捧，取松仁嚼至白乳状方咽下。待一麻袋松子食完，其人心脏病大体若失。再去医院复查，惊为奇迹。（《品读名医》）

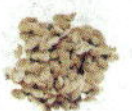

3．百合、苏叶治疗失眠

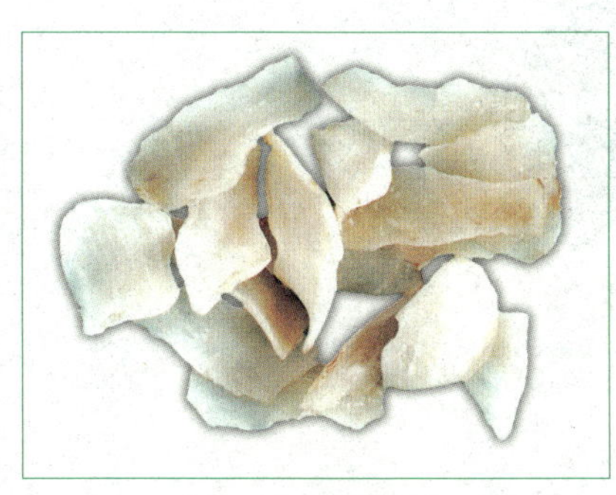
百合

浙江名医范文甫熟谙医意之道，尝云“医之方药，无所不可，固不必拘一格以求备，亦不必得一验而自矜”。曾治黄某失眠，苦于不寐，“百药不能治”。范氏以百合30克、紫苏叶9克2味为方，3剂而安。有人问：以此药治失眠，本于何书？范氏答曰：“吾尝种百合花，见其朝开暮合；又种紫苏，见其叶朝仰暮垂，取其意而用之。”（《范文甫专辑》）

按：范文甫先生取此2味药治疗失眠，出于一种十分独特的中医方法，即格物致知、取类比象的思维方式。实际上，百合确实具有清火、安神的功效。

4．郁李仁治疗失眠

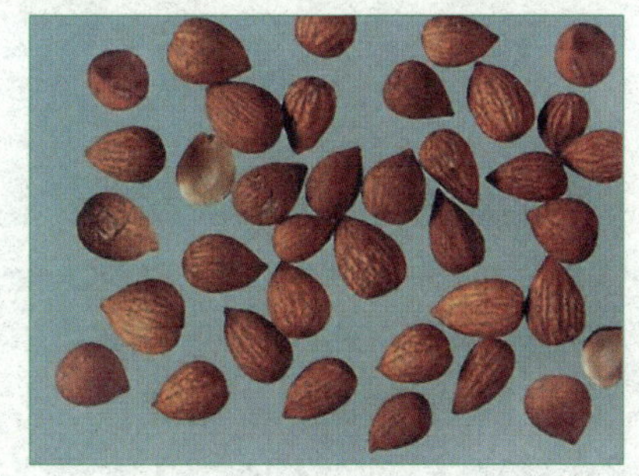
郁李仁

宋朝有个产妇因为受到惊吓得了失眠症，看了一些医生吃了一些药，病就快好了，但是却发现睡觉时睁着眼睛，不能闭合，非常痛苦。找到了当时名医钱乙，钱医生告诉产妇，回到家里用郁李仁和酒放在一起煮，然后喝下去直到喝醉为止。产妇按照方法用后果然症状消失。按钱乙的话说：眼睛连着肝胆经脉，惊吓之后胆气不通畅，气机就会郁结，眼睛就不能闭上。郁李仁能祛郁结，随着酒能入胆，这样胆气通畅了，病自然就好了。（《本草纲目》）

5．龙眼肉治疗心悸、血证

张锡纯曾治一个少年，心中怔忡，夜不能寐，其脉弦硬微数，知其心脾血液虚乏，令购龙眼肉，用饭锅蒸熟，随便当点心食用，食之至500克，病遂除根。

又治一六七岁童子，大便下血，数月不愈，服药亦无效。亦令蒸熟龙眼肉服之，日服约50克，旬日痊愈。（《医学衷中参西录》）

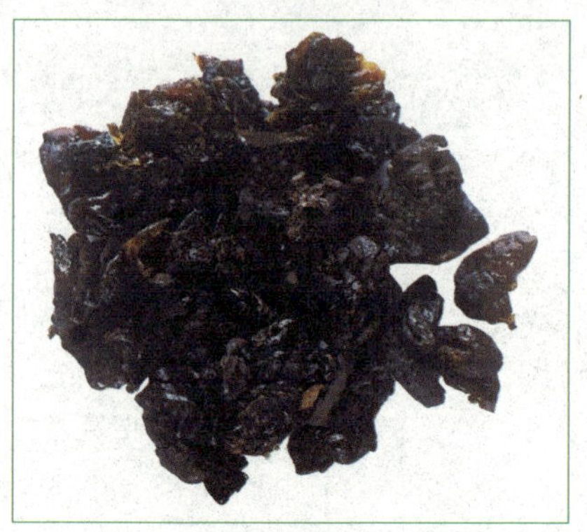

龙眼肉

按：龙眼肉味甘，气香，性平。液浓而润，为心脾要药。能滋生心血（凡药之色赤液浓而甘者，皆能生血），兼能保合心气（甘而且香者皆能助气）；能滋补脾血（味甘归脾），兼能强健脾胃（气香能醒脾）。故能治思虑过度，心脾两伤（脾主思，过思则伤脾），或心虚怔忡、寝不成寐，或脾虚泄泻，或脾虚不能统血致二便下血。为其味甘能培补脾土，既能有益肺金（土生金），故又治肺虚劳嗽、痰中带血，食之甘香适口，以治小儿尤佳。

6. 茯苓治疗水气心悸

名医张锡纯的友人竹芷熙说：乘县地区多山，吴姓人家聚族而居，有四五十家，以种植为业，新乘地区药房的茯苓皆出于该地。春天有吴氏儿媳发病，盖产后月余，壮热口渴不饮，汗出不止，心悸不寐，延竹芷熙往治。病人面现红色，脉有滑象，急用甘草、麦冬、竹叶、柏子仁、浮小麦、大枣煎饮不效，继用酸枣仁汤亦不效，又用归脾汤加龙骨、牡蛎等则仍然如故。当此之时，竹芷熙亦束手无策了。忽有一人说：“何不用补药以缓之？”竹芷熙以为此乃无稽之谈，所称补药者，心无见识也，姑漫应之让其应用。

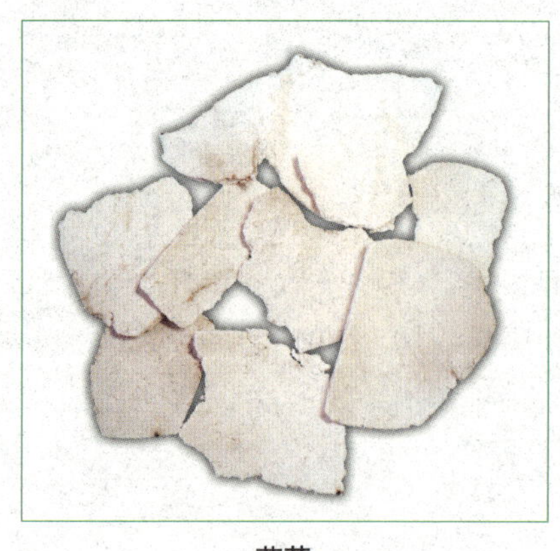

茯苓

时已晚寝之时，至次日早晨，其公公奔来告说：“我家儿媳之病昨夜用补药痊愈了。”竹芷熙将信将疑，不知此补药究系何物？其公公持药渣来见，见钵中有茯苓250克左右，原来所谓的补药乃是茯苓也。竹芷熙半晌说不出话。坐而思之，想凡病

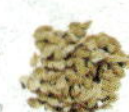

有一线生机，皆可医治。茯苓固然是治心悸之要药，亦治汗出之主药。仲景治伤寒汗出而渴者五苓散，不渴者茯苓甘草汤，伤寒厥而心下悸者宜先治水，当服茯苓甘草汤。可知心悸者汗出过多，心液内涸，肾水上救入心则悸，余药不能治水，故用茯苓以镇之。本证心悸不寐，其不寐由心悸而来，即心悸亦从汗出而来，其壮热口渴不引饮，脉滑，皆有水气之象，今幸遇种茯苓人家，否则汗出不止，终当亡阳；水气凌心，必当灭火，是谁之过也？竹芷熙于是引咎而退。

张锡纯说：观竹君此论，不惜暴一己之失，以为医界说法，其疏解经文之处，能将仲景用茯苓之深意彰彰表出，固其析理之精，亦见其居心之厚也。(《医学衷中参西录》)

7．神仙粥治疗感冒

明代李诩《戒庵老人漫笔》有验方“神仙粥”一首，既然称“粥”，当然是一个食疗方了。其方专治感冒风寒暑湿之邪以及四时疫气流行、头痛骨痛、发热恶寒等症。初得一两天，服之即解。方用糯米约50克，生姜7大片，河水两碗，于砂锅内煮一二滚；次入带须大葱白7个，煮至米熟；再加米醋半小盏，入内和匀。趁热吃粥，或只吃粥汤亦可。然后于无风处睡之，出汗为度。此方以糯米补养为君，姜葱发散为臣，一补一发，而又以酸醋敛之，甚有妙理，非寻常发表之剂可比。

名医岳美中认为，该方尤其适用于年老体衰者伤风感冒之症，谓“老者伤风挟寒外感，神仙粥功逾麻黄”，“功逾麻黄”——功效胜过以开表发汗峻剂著称的麻黄汤。切莫以寻常食疗之方轻视之，常人风寒感冒初起亦当有效。据称曾为某位国家领导人诊治，感冒数日，西药迭进而乏效，垂询中医良法。岳氏即以神仙粥方投治，嘱其顿服尽剂，小睡片刻。而后果然微似汗出，鼻塞头涨诸般不适之症霍然若失，“其效之捷，信乎其神!”

本方有歌诀云：“一把糯米煮成汤，七个葱须七片姜，熬熟兑入半杯醋，伤风感冒保平康。”

神仙粥组成：葱白7条（连根、叶）、生姜7大片（捣碎），白糯米50克。

制作方法：用水900毫升，煎清粥400毫升，加入老醋75毫升，趁热服用。不宜熬得时间太久。

8．化橘红治疗暑湿证

1966年春，著名爱国人士李宗仁故地重游，专门来到广东省化州城，亲自到赖家园老药农家选购正宗橘红果。李宗仁缘何对化州橘红如此青睐？

原来，1921年两广军阀混战时，李宗仁曾带兵路过化州城。时值6月，天气炎热，又下了几天大雨，暑湿缠绵，部队中很多人都患了感冒、咳嗽、胃肠炎等，仗都没法打了。李宗仁自己也反胃呕吐，咳喘不已。一时间官兵上下人心惶惶，以为中了什么邪，其实这是患了暑湿证，天热再加上阴雨连绵所致。有一天，偶然间几个士兵闯进赖家橘红园，从橘红树上摘了十几个带着茸毛的橘红果，回去煮给大家饮用。岂料，喝了橘红汤以后，大伙都觉得病状良好，出人意料。李宗仁喝了也恢复了健康。此后，李宗仁接连打了几个胜仗，不久即晋升为边防司令。他曾说：这次晋升也有化橘红的一份功劳。世事沧桑，1965年7月，李宗仁历尽周折，从海外回归大陆。几十年戎马生涯，风风雨雨，很多往事都已忘记，唯独化橘红在他脑海中还留有深刻的记忆。

按：中药讲究道地药材，像产于化州的橘红就是正宗地道的橘红，换了别地所产，恐怕就未必有此效果了。

9．蚌粉治疗皇妃咳嗽

宋徽宗的一个爱妃患了咳嗽痰喘之症，面目水肿如盘，御医李某百治未效。徽宗深以为忧，叱责李御医曰：“三日内再不效，拿你问罪。”李某与妻相拥而泣。适逢街上有人叫卖：“专治痰嗽，一文一帖，吃了今夜便安睡。”李某心中一动，遂购买10帖，担心其药力太大，先以2帖自己服下，未见不良反应。于是携入宫中给贵妃服用，竟然一帖而愈，脸肿亦消。徽宗大喜，赐以千金为赏。李某怕皇帝索要方子，无法对答，遂以白银百两请来卖药人，询问其方。对曰：“一文钱的药哪里值这些银子，你要得方，告诉你便是了。这方乃用蚌粉一物，新瓦炒令通红，再加青黛少许。”问其方子如何得来，答曰：“我壮年从军，年老而被淘汰，曾经看见主帅藏有此方，暗暗学之。因为制备容易，故以此药暂度余生，别无长处。”李某谢之。（《医说》）

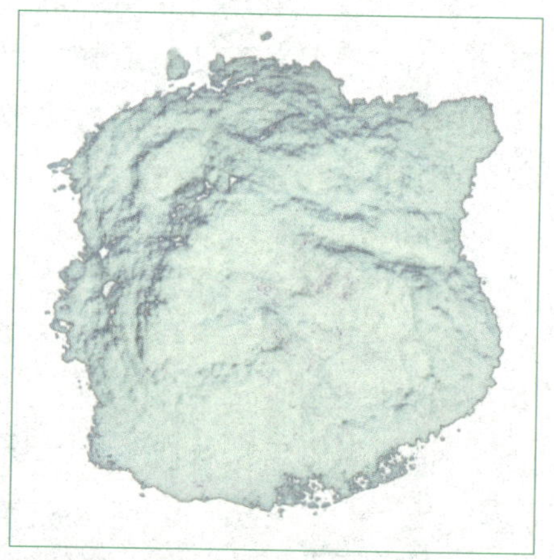

蚌粉

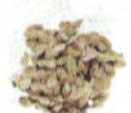

按： 蚌粉为蚌科动物贝壳制成的粉。《本草拾遗》记载："烂壳为粉，饮下，主反胃，心胸间痰饮。"《内经类编试效方》中即记载了蚌粉配伍青黛治疗痰饮咳嗽的偏方。

10．人参胡桃汤治疗咳嗽

明代溧阳有个人叫洪辑，他的小儿子还没有断奶就开始咳嗽，连续5天不吃东西。洪辑请来许多医生都说无药可救，几近病危。恰巧李时珍碰见了，便给开了一剂汤药人参胡桃汤。方中其实就有两味药：人参、胡桃肉（核桃仁）。熬成大约一酒盅，叫给孩子服用。结果咳嗽当真不发作了。称奇的是，第二天，家人没有在意，将胡桃肉的紫皮剥掉后继续煎药。结果服用这剂药后咳嗽又犯了。洪辑非常纳闷，本来已经见效的方子为什么疾病又加重了，连忙打听整个煎药过程，家人就将胡桃肉去除内皮的事说了出来。洪辑连忙叮嘱熬药时一定保留胡桃肉的内皮。这样，治疗一段时间之后，孩子的病再没有发作。（《本草纲目》）

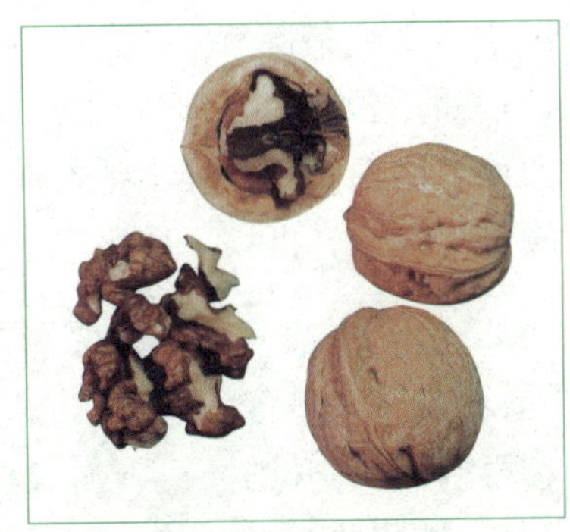

胡桃

人参胡桃汤组成： 人参10克，胡桃30克。具有补虚定喘的功效。

11．酸石榴治疗久咳

名医张锡纯不仅胆大，而且心细。他的一位邻村妇人张氏，年过四旬，素患肺痨喘嗽，夜不安枕已经几年，无论服何药皆无效验。一天晚上偶食酸石榴，觉得夜间喘嗽稍轻。从此每晚都服之，其咳喘日渐减轻，一连服过3个月，竟脱然无累矣。从而进一步研究认为酸石榴为"治气虚不摄肺痨喘嗽之要药"。（《医学衷中参西录》）

12．核桃、生姜治疗痰喘

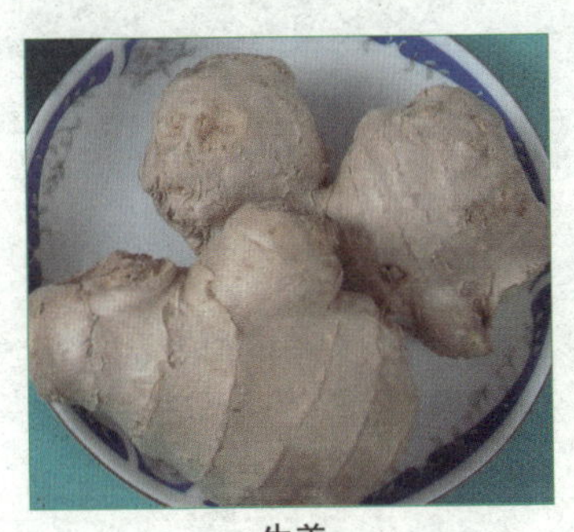

生姜

宋朝大学者洪迈素来患有咳嗽痰喘之症，经常发作，不得安宁。一次晚间被宋孝宗紧急召见，病情复发，几乎难以应对。孝宗告诉洪迈：有人送我一个秘方可治此症：用核桃3个，生姜3片，每晚临睡前嚼服。服毕用热水冲过，接着再嚼核桃3个，生姜3片，再饮热水，然后不再活动，马上躺下睡觉。洪迈回到翰林院以后即按法服药，第二天早晨果然咳嗽停止，以后也再未复发。洪迈觉得此法确实有效，值得向人推荐，便将获得此方的过程和用法载入他的著作《夷坚志再补》中。

13．甜瓜蒂治疗哮喘

宋代，有信州老兵之女3岁，因食盐虾过多，患上哮喘之疾，乳食不进，因家贫无钱请医看病。某日，有一个道人路过其家门，见病女哮喘不止，教他使用甜瓜蒂7枚，研为细末，用冷水半茶盅调和，澄取清汁，呷一小盅。如法服用，刚饮完后即吐出很多痰涎，如同黏胶状，胸部随即感觉宽舒，哮喘亦定。隔日又发作，再按上法服之，随手而愈。共进药3次，病根如扫。（《医说》）

按：瓜蒂，又叫甜瓜蒂、香瓜蒂，剪取青绿色瓜蒂阴干即可。这味药苦寒有毒，善于催吐热痰、宿食而治痰迷癫狂。名医张景岳曾说："甜瓜蒂能升能降，其升则吐，善涌湿热顽痰积饮，祛风热头痛、癫痫、喉痹、头目眩晕、胸膈胀满，并诸恶毒在上焦者，皆可除之。其降则泻，善逐水湿痰饮，消水肿水臌，杀蛊毒、虫毒，凡积聚在下焦者，皆能下之，盖其性峻而急，不从上出，即从下出也。"此案病女因饮食而生痰，因痰多阻而生喘，道人用一味瓜蒂救治了本病，看来治病要寻找病根才对。

14．黄芩治疗肺热

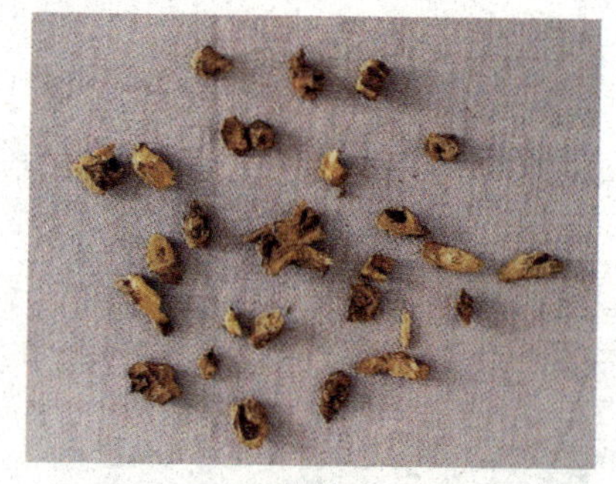
黄芩

李时珍20岁时曾因感冒咳嗽了很长时间，接着出现发热，皮肤如同火烧火燎，就像从骨子里往外蒸发。每天吐痰一碗多，加上病在夏季，心烦口渴，几乎不能入睡。柴胡、麦冬等药服了个遍，1个多月了病情反而加剧，大家都以为要不行了。他父亲偶然想起名医李东垣治疗肺热如火燎之症，用一味黄芩汤。遂按方用黄芩50克，水2杯，煎取1杯，一次服下。次日，身热尽退，痰嗽皆愈。李时珍写道："药中肯綮，如鼓应桴，医中之妙，有如此哉。"（《本草纲目》）

按：黄芩有清热燥湿、凉血解毒功效。主治温热病、上呼吸道感染、肺热咳嗽、痢疾、咯血、目赤、痈肿疖疮等症。《医学启源》说："黄芩治肺中湿热必用之药。"注意须是肺中实热之证。

15．鹿衔草治疗肺痈

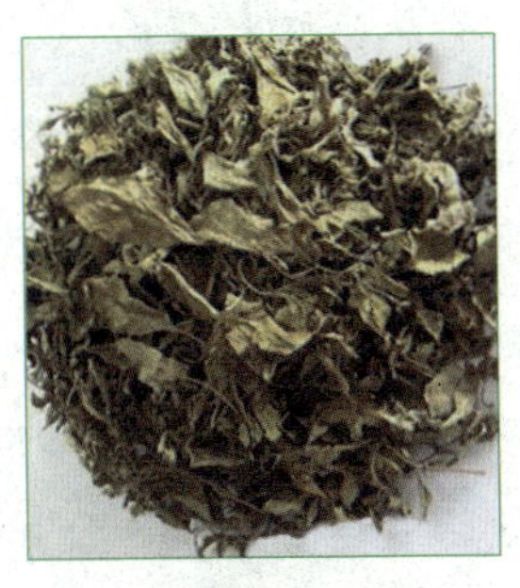
鹿衔草

民国时期名医杨熙龄在18岁的时候得了肺痈病，每天咯血不止，咯出大量脓痰，腥臭不堪。如此历时几年，几乎死去。正当23岁的某一天，杨熙龄的好友可翁的兄长看见了他，知道他病情危重，说自己有灵丹妙药可以医治。“明天太阳出来后，咱们路边常见的树枝上面挂了很多枯叶，你将那些颜色深红色的枯叶采摘下来。”兄长说，“这种采摘的枯叶叫作鹿衔草，你将它和肉一起煮熟了之后只喝汤别吃肉。”杨熙龄按照这样的办法反复煮了两次，病情果然好转，后来再也没有复发。（《著园医话》）

16．甜瓜子救治施今墨

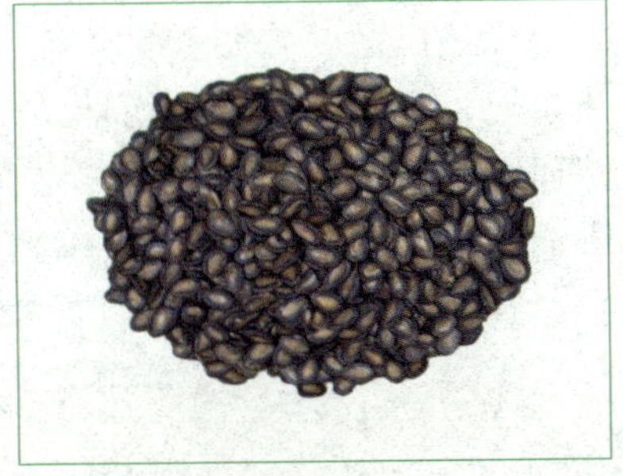
甜瓜子

京城四大名医之一施今墨先生一生都保持着两个习惯：剪报；随身携带红皮小本。在报纸杂志上看到有关医学消息，随时剪下来，装在一个纸口袋里，需要时可以翻检。随身携带红皮小本，听到有关民间流传的偏方、草药，也随手记上。草药中也有零金碎玉，施今墨很注意发掘。64岁那年，施今墨突患胸膜炎，西医每天抽去胸水几百毫升，仍无起色，病势日沉，家人已在准备后事。处于弥留之际的施今墨突然想到某医书中有甜瓜子、西瓜子可治此病的记载，便嘱家人买来瓜子，捣碎了煎汤，渴了就喝，并用该汤做引子煎药，过了几天，病竟霍然而去，以后再未复发。

17．生韭汁治疗胸痹恶血

古时有一人患胸痹证，心中急痛如同锥刺，不能俯仰活动。有一个四川医生说：“这是胸部有恶血引发的。”遂取生韭菜数斤，捣汁令患者服下，果然吐出胸中恶血，其病遂愈。（《名医录》）

按：李时珍说：“韭叶热，生则辛而散血。”《本草拾遗》记载：“生捣汁服，主胸痹骨痛不可触者。”《食疗本草》说：“胸痹痛如锥刺，不得俯仰，自汗出，或彻背上（这些疑似为冠心病的征象）。不治或至死。可用生韭或根五斤，洗，捣汁服之，即吐出胸中恶血，甚验。”可知，生韭汁治胸痹恶血是有根据的。

18. 雪水治疗温热病

清代，有个人夏天得了温热病，天天发烧不退，医生按暑热证治疗，杏仁、薄荷、黄芩、黄连之类凉药反复应用却杳无佳讯。转眼病了10余天，此人开过药铺，略懂医术，逢朋友便讲，我前段所服的药，应该是对症的，为什么一点儿效果也没有呢？可我就是想冷饮，看来我的病要加重了。朋友劝诫他说："喝冷饮肯定会使气机郁闭，病情更加严重，决不能喝。"就这样又过了10多天。这一天，正巧好友都不在身边，便想到床下曾藏有一坛冬天的雪水（此为南方习俗，将冬天之雪藏于坛中备用），于是勉强起身将雪水倒出连饮了几碗，之后便倒身睡下，不多时，汗流全身，醒来之后感觉食欲大开，不久发热消退，病入坦途。（《友渔斋医话》）

《醉花窗医案》中亦有一案用雪水治热病：王姓老妇，仲春时节忽患发热病证，口渴神昏，头晕出汗，身热如火，几近发狂。前医曾投以白虎汤清之，石膏用至一两，发热如故；又用承气汤下之，二便稍利而发热不减。名医王堉诊之，脉极沉数，知阴火大炽而肠胃燥甚，告曰：胃中没有实物，并无可下。大热熏心，宜清降之，急用地黄汤加栀子、黄芩、黄连、黄柏诸苦寒药而进。服药而心颇清，但身热如故。是夜忽然大雪，病者口渴，匍匐出户，就台阶取雪卧而啖之，共吃了3碗许，感觉心境顿清。又食之，归而卧床，当晚则热退身凉，越日而能起床，3天后其病若失。

按：名医杨熙龄有一条经验，"冬雪水，救时疫大热证获效最速。"此两案似乎可以为证。两案共同点是，皆系大热之证，服尽凉药均无效，而天降之雪却能轻松祛病，令人称奇。盖雪属阴寒，不假于烟火，远胜凉药清降之力。此外，两个病人皆口渴嗜思冷饮，而中医有"临病人问所便，此真治病之妙诀也""病人所嗜好者即为良药"之论，因此，对于口渴、嗜好凉饮的病人而言，雪水此刻即成为祛病良药。

生活中，雪水一时无法取用，怎么办？似乎冰凉之水也可替代。云南名医吴佩衡先生有案可证：吴佩衡曾治一妇人，年近五旬，患春温病已5日，延吴氏诊视：壮热烦渴而饮冷，恶热头痛，张目不寐，小便短赤，唇焦齿干。前曾服荆防羌独等发表之剂，致使头汗出，身热尤甚，气粗而喘。吴氏断为春温误以辛温发散，伤及阴液，急需清热养阴生津。因居处僻远，一时难以配药。适时患者烦渴索饮，欲喝凉水，吴氏遂与冰凉之水任其饮之。一碗饮尽，自言心中爽快，又饮4碗，顿觉清凉不烦，竟然闭目熟睡。俄顷，见汗出淋漓，湿透内衣。一小时后再诊，已脉静身凉，津液满口，诸证悉除。

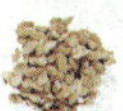

19．绿豆汤治疗暑病

万密斋曾治一病孩，乃是一富家子弟。初秋发病，迭经医治，病势不见好转，日见消瘦。万氏来到病家，一番望闻问切之后，提笔开了一张处方：绿豆2500克，煎汤喝，每日数次。富翁看后十分惊讶："孩子病得不轻，这方能治得了吗？"但是，服了绿豆汤几次后，孩子的病情竟明显见好，等绿豆汤喝完，病获痊愈。富家设宴款待万密斋，席间问起绿豆汤治病的道理。万氏答曰："眼下正值夏秋之际，小东家又吐又泻，知道是感受暑湿秽浊之气而染，绿豆清热解暑，小儿喝了正适宜。"

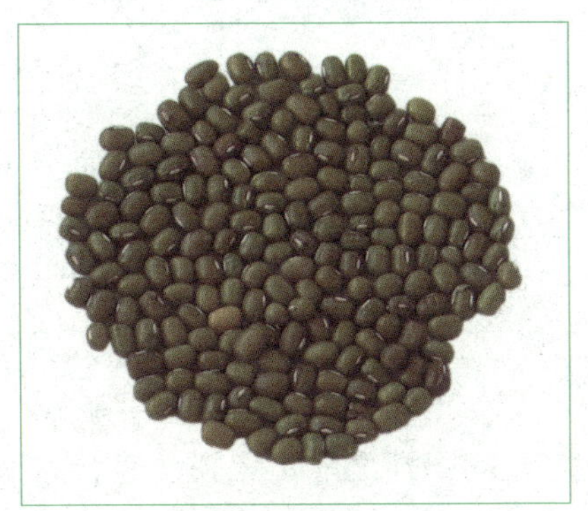

绿豆

按：绿豆是我国的传统豆类食物。其味甘、性凉，归心、胃经；具有清热解毒，利尿，消暑除烦，止渴健胃，利水消肿之功效。绿豆中的多种维生素、钙、磷、铁等矿物质都比粳米多。因此，它不但具有良好的食用价值，还具有非常好的药用价值，有"济世之良谷"的说法，绿豆汤解暑是民间最常见方法。

《本草纲目》中说："绿豆，消肿治痘之功虽同于赤豆，而压热解毒之力过之。且益气、厚肠胃、通经脉，无久服枯人之忌。并可"解金石、砒霜、草木一切诸毒"。如遇有机磷农药中毒、铅中毒、酒精中毒（醉酒）或吃错药等情况，在医院抢救前都可以先灌下一碗绿豆汤进行紧急处理，在有毒环境下工作或接触有毒物质的人，可食用绿豆来解毒保健。

20．桑叶止夜汗

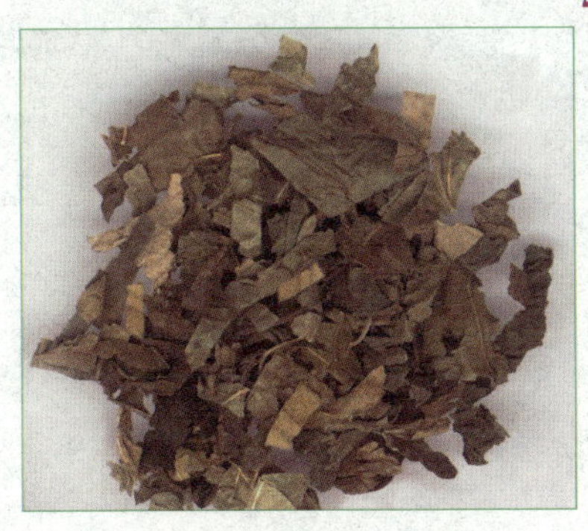

桑叶

《夷坚志》中记载：严州山寺有一位僧人，每于夜间睡觉时则汗出遍身，清晨衣被皆已湿透，迁延20年不愈。有一监寺僧教以经霜桑叶，乘露采摘，烘焙干为末，米汤送下10克，3天遂愈。现代名医魏龙骧先生读到此说时，以为出于文人笔记，不足为凭。后遇患夜汗者数例，为验其究竟，独取桑叶1味，不杂他药，投以试之。不料，皆收效验，自此方确信不疑。他深有感触地说："桑叶有止夜汗之功，确信无疑矣。寄语世之独重经方而轻中草药者，亦可以余为鉴矣。"

21．歪打正着发现浮小麦

宋代以前，小麦入药，而浮小麦并未入药。浮小麦一名，最早见于《太平圣惠方》。关于它的由来，与名医王怀隐的一次歪打正着的用药有关。京城名医王怀隐有一次来到自家后院，查看晾晒的药材。发现新购进的一堆小麦又瘪又空，正欲查问原因，忽有病人求诊。病妇无缘无故时常发怒，哭笑无常，心神不宁。王氏切脉后，诊为"脏躁"，拟方甘麦大枣汤。疏方后，病家又告称，还有夜间出汗之症。王说，先治好脏躁再议。5天后，病人欣喜来告，药到病除。王欲再治其盗汗之症，病人称已一并痊愈了。王暗思，莫非甘麦大枣汤也有止盗汗之功？于是他有意以此方又试治了几位盗汗病人，用的是子粒饱满的小麦，结果均无效验。此时，店小二与人争吵，惊动了王怀隐，便问何事？原来店小二嫌张大户送来的麦子又瘪又空，让他拿回去。王忽忆起，上次治那妇人所用小麦即是这种空瘪的小麦，忙问怎回事？张大户说：此是漂浮在水面上的麦子，不舍得丢弃，寻思治病用可以将就，就送来了。王听罢，似有所悟，吩咐暂且收下，另放一处，注明"浮小麦"听用。后来，王氏用浮小麦试治盗汗、虚汗之症，竟然每投必效，逐渐认识到浮小麦的止汗之功。太平兴国三年，他与好友合编《太平圣惠方》，便将浮小麦作为单独药物编了进去。这是浮小麦第一次收入方书，至今为医家所延用。

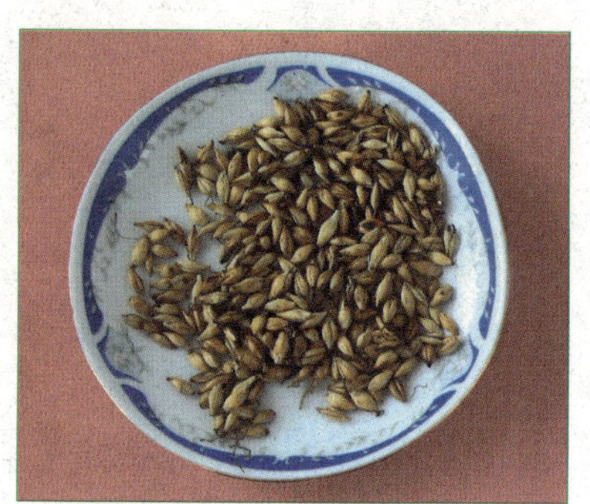
浮小麦

22．鳗鱼治愈肺结核

古代浙江越州镜湖有一赵姓人家，女儿年方18岁，患劳瘵即肺结核经年不愈。有一天，女儿对母亲说："我的病看来治不好了，给我穿上新衣服，梳妆打扮好，用棺木盛上我，放到河水中，让我清凉逍遥地死去。"母亲心疼女儿："不行。"女儿说："不依我的话，我就自杀，还得传染家人也得死。"父母无可奈何，就依了女儿，将女

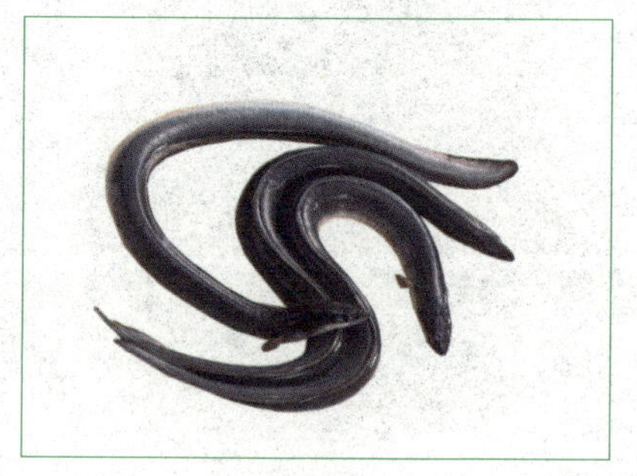
鳗鱼

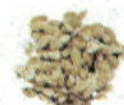

儿装入棺材中放入河中顺水流去。有在钱清江打鱼为生的赵十老汉，偶然于沙滩上看见一具棺木，打开一看，见一女子躺于其中，还活着。于是从棺木中抱下女子到自家船中，给她吃饭并做了鱼羹，吃完后女子感到身体很舒适，就说出了自己的身世病情，她说："请你老每天给我做鱼羹和饭，我若安康的话，我家中父母一定报谢你。"从此后，每日进食鱼羹，果然获得大安，赵十夫妇寻找到赵姓人家，其家人非常惊喜，问女儿怎么得以活命？女儿说："赵十天天煮鳗鱼羹给我吃，逐渐觉得内热都消失了。"（《名医录》）

按：鳗鱼通常称为鳗鲡，又名白鱼单。《本草纲目》说甘平有毒，但常食者亦未见中毒。综合各家本草所述主治："杀诸虫，治传尸、疰气、劳损。以五味煮食，甚补益。又压诸草、石药毒不能为害。"《太平圣惠方》记载："治骨蒸劳瘦，用鳗鲡1000克，治净，酒二盏煮熟，入盐醋食之。"说明古人早已认识到鳗鱼能治肺结核。

中国中医研究院建院元老何时希先生20世纪60年代曾亲眼目睹鳗鱼治愈劳瘵的病例：同事韦文贵老中医是眼科名医，有一天，指着儿子对何老说："这个孩子是鳗鲡救活的。"韦氏中年在杭州行医时，儿子方幼，患劳瘵已经骨瘦如柴，耸肩尖颏，奄奄一息了。无奈送至家乡东阳坐以待毙。农村有鳗鲡治瘵的传说，于是天天捉鳗鱼食用，孰料其病不到一年竟然痊愈。何氏见到其人时，正在读中学，现已是一个很强壮的青年，很难想象他是从鬼蜮中逃出的。以后何老又见到好几则鳗鱼愈瘵的记载。此鱼既能抗劳杀虫，又有高蛋白、高脂肪的营养，其见效是合乎情理的。

十、脾胃病方

1．车前子治愈欧阳修腹泻

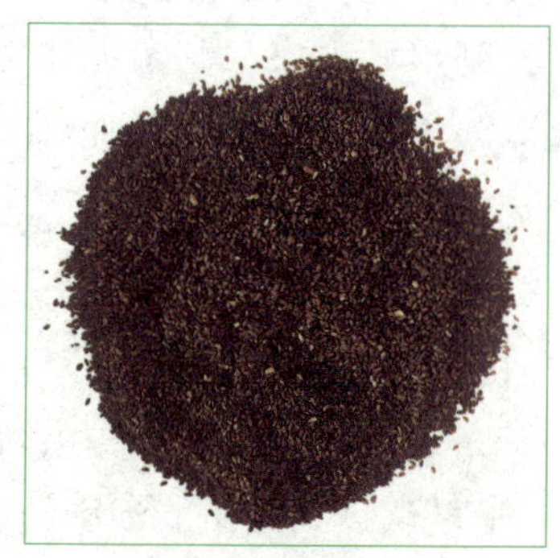
车前子

宋代文坛大师欧阳修常年苦于腹泻，屡经名医诊治，其效不显。一日，欧阳修夫人说："街市上有人出售治疗腹泻的成药，3 文钱一帖，据说很有效，偏方能治大病，何不买来一试？"欧阳修不太相信，他说："我们这些人肠胃与常人不同，不可轻易服用这些药。"夫人出于无奈，便想出一个办法，暗中嘱咐仆人去市上将药买回，又请名医诊治处方，然后谎称这是某名医所开之药，让欧阳修用米汤调服，岂料一服即愈。事后，欧阳夫人以实相告，欧阳修大喜，马上派人把卖药人请来，重金相赠以求其方。售药人告之，药只车前子一味而已。欧阳修叹曰："国医不如草泽医。"（《本草纲目》）

按：中医说"无湿不成泻"。治疗应当是用利湿止泻的方法，《本草纲目》记载：车前子"导小肠热，止暑湿泻痢"，单味用药即有效。

2．车前子粥治疗大便滑泻

有个姓黄的老妇人大便泄泻甚至失禁，粪便有时拉在裤子里，吃了好多药都没有效果。名医张锡纯告诉她一个方法：用 75 克车前子，煮成稠粥，一顿喝下，治大便不禁，很灵验。老妇按法服用，居然一次即治愈。此法车前子必须用生的来煮，才能熬成粥，如果炒熟了就熬不成粥了。（《医学衷中参西录》）

按：此案与前面欧阳修案类似，其用车前子熬粥的方法很特别，值得注意。

3．山药粥治疗脾虚泄泻

一位妇人，年 30 余岁。泄泻数月不止，病势垂危。请人送信于娘家父母，其父将往探视，询方于张锡纯。言从前屡次延医治疗，百药不效。张锡纯授以山药煮粥方，日服 3 次，两日痊愈。又服数日，身亦康健。

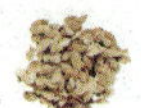

又一人，年近五旬。泄泻半载不愈，羸弱已甚。遣人来向张锡纯询方，言屡次延医服药，皆分毫无效，亦授以山药粥方。数日又来言，服之虽有效验，泄泻仍不止。遂俾用鸡子数枚煮熟，取其黄捏碎，调粥中服之，两次而愈。盖鸡子黄有固涩大肠之功，且较鸡子白易消化也。以后此方用过数次，皆随手奏效。（《医学衷中参西录》）

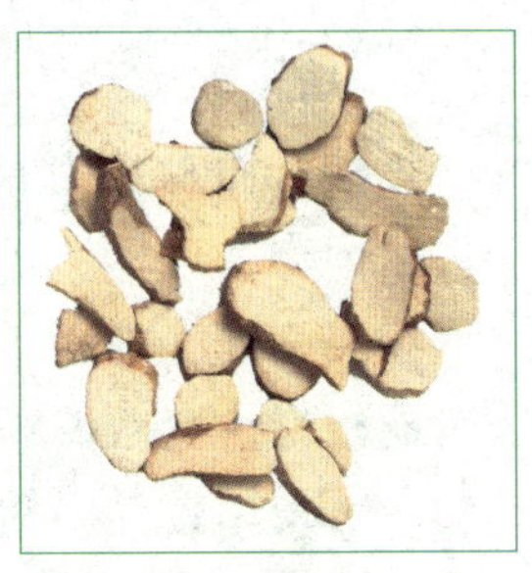
山药

山药粥方：生怀山药 500 克（轧细过罗），上药 1 味，每服用药 35 克左右，或至 50 克。和入凉水调入锅内，置炉上，不住以筷子搅动，两三沸后即成粥服之。若小儿服用，或少调以白糖亦可。

按：山药色白入肺，味甘归脾，液浓益肾。能滋润血脉，固摄气化，宁嗽定喘，强志育神，性平可以常服多服。宜用生者煮汁饮之，不可炒用，以其含蛋白质甚多，炒之则其蛋白质焦枯，服之无效。若作丸散，可轧细蒸熟用之。

4．石榴皮治疗吴稚晖肠炎

国民党元老吴稚晖有个怪脾气：“我是一生一世不吃药的，只靠自己身体上大自然的力量来恢复健康，吃多了药或是吃错了药，反而会送命，所以我认为医生都是阎王的帮凶。”在他十二三岁时，患病咳嗽吐血，面无人色，医生都说他是童子痨，寿命不会长。他一气之下，横竖等死，决不吃药。从此每天清早爬登惠泉山，脱得一丝不挂晒太阳，吸新鲜空气，看天上云聚云散，日出日落，只吃一些粥，喝一些水，如是者两年，所谓童子痨的毛病居然也好了。

有一年，寓居上海的吴稚晖患了急性肠炎，大泻特泻，有时不待如厕，大便已经泻出，肚子痛得厉害。友人见其“病得很厉害”，就请名医陈存仁出诊。事先言明吴氏怪脾气，让他只能装作探望，见机行事。陈氏来到吴氏寓所，吴刚刚泻完，有些喘促，“已经头昏眩晕，不能支持”，正在闭目歇息。当他看到陈存仁后，说道：“我尽管泻，决不吃药的，虽然你是医生，休想劝我吃药。”陈说：“你不吃药我也赞成，绝不勉强，但你平时吃不吃水果，像山楂石榴之类？”吴说：“只要不是药，我都吃。”陈叫人去买山楂炭 25 克，石榴皮 40 克，当即煲汤饮下。1 小时后，吴氏感到肚里咕噜作响，肚痛倒好了。陈说：“山楂可以消积，石榴皮止泻第一。”第二天，陈存仁再去吴家，吴说：“泄泻已经

给你搅好了。”陈与吴氏从此成为近交，往来颇多。（《银元时代生活史》）

按：石榴皮为石榴的果皮。有涩肠止泻、止血、驱虫的功效。《本草纲目》中记载：“止泻痢，下血，脱肛，崩中带下。”山楂炭则是运脾良药。急性肠炎多是由于饮食不慎引起。陈存仁用山楂消食化积，石榴皮涩肠止泻，故而治好了吴稚晖的急性肠炎。这2味药非常常见，服用简单，疗效却颇显著。日常用食品，很多可以入药，多加留意，常有可取者。

5．干荔枝治疗泄泻

民国时期，浙江有一位病人由于脾胃虚弱患了泄泻，已经1年多了，用了很多方子都不见效。名医范文甫忽然想到在《池上草堂笔记》中，记载一个用干荔枝治疗拉肚子的偏方，于是他就用干荔枝12个煎药让病人服用，逐渐增加到24个，服药1个月，竟然获愈。（《范文甫专辑》）

按：范文甫为江浙名医大家，此例治了1年也无效果的久泻病例，竟然用荔枝治愈，令人叹奇。考荔枝性温，有补脾养胃之功，《玉楸药解》称：“荔枝暖补脾精，温滋肝血，功同龙眼。”意味着与龙眼肉有着相同的功效。《泉州本草》则说：“治老人五更泻则更佳。”说明荔枝确有治泻的功能。

6.荞麦面治疗腹泻

宋代有一壮年人患脘腹作痛之病，每痛即泻，泻亦不多，日夜泻四五次，两个月下来瘦弱不堪。用消食化气药均不见效。有一个僧人授给他一方：用荞麦面1味做饭，依法连续食用三四次而愈，转而用于他人皆获效验。（《简便方》）

按：《本草纲目》谓“荞麦气盛有湿热者宜之；虚寒人食则大落元气而落须眉，非所宜矣”。乡下有谚云：“荞麦团子黑里俏，吃了三碗还不饱。”可见消化能力很强，《本草纲目》亦说：“一年沉积在肠胃者，食之亦能消去也。”

7．莲藕治疗宋孝宗泄泻

宋孝宗性喜吃蟹，某年秋季正值蟹肥脐满，孝宗恣意大吃，得了下利之病，每天泄泻不止。众太医迭治乏效，满朝文武无不忧心。一天，太后偶然见街旁有严姓小药铺，差人去问能否治利。店主答曰：“本店虽小，治利却是专利。”太后遂宣其进殿为皇上治病。严某诊了圣脉，知因过食湖蟹引起，心想，蟹乃介类，性极阴寒，因凉致利本属常情，投以温药谅当收效。然而朝中太医如云，

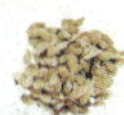

岂有不知！此必常法已不中用，必须另想妙策。反复思忖，告以新鲜莲藕放入金杵臼内捣汁，加热酒少许冲服。服了几次，圣体果然得愈。太后大喜，将金杵臼赏赐于他，孝宗还封他做了医官（宋时称“防御”），人称“金杵臼严防御”。明代缪希雍《本草经疏》已有藕“能解蟹毒”之记载。（《养疴漫笔》）

按：莲藕药用价值相当高，其根叶、花须、果实无不为宝，都可入药。用莲藕制成粉，能消食止泻，开胃清热，滋补养性，预防内出血，是妇孺童妪、体弱多病者的滋补佳品，在清咸丰年间，就被钦定为御膳贡品。

8．骨碎补治疗久泻

明代魏刺史的儿子患有泄泻病多年，吃了无数的药物都没有效果，生命垂危。李时珍就让他的家人买来骨碎补，研成细末并填到猪肾中，用火煨熟后让刺史的儿子食用，泄泻很快就止住了。这个办法就是利用了骨碎补入肾治肾虚久泻的功效。而久泻的病人，治病不应单从脾胃入手，还要从肾着眼。（《本草纲目》）

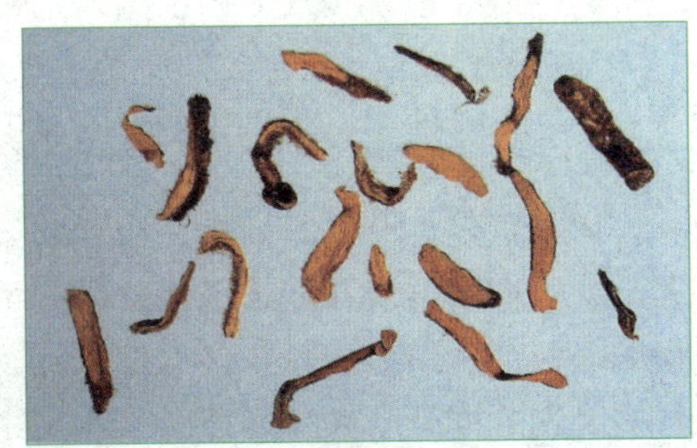

骨碎补

按：骨碎补具有补肾的功效，善于治疗肾虚引起的慢性腹泻和腰痛等疾病。《本草述》中记载骨碎补：“治腰痛行痹，中风、鹤膝风、挛气证，泄泻。”俗话说“吃什么补什么”，用猪肾补肾也是有道理的，肾虚泄泻有这2味药确实恰到好处。

9．柿子核治疗泄泻

《寿世保元》中记载：明代有一个病人，每次吃晚饭之后，肚子就开始咕咕作响，响完随即腹泻，如此反复，最后竟致于不敢进食。吃过的止泻药物不计其数，都没有效果。有人告诉了一个偏方，将红柿子的核用湿纸包裹多层后，放在炭火上煨熟吃下，结果吃了三四个就好了。

按：柿子营养丰富，香甜可口，老少喜食。柿子核有较高的药用价值，中医认为柿子味甘涩，性寒，有清热去燥、润肺化痰、止渴生津、健脾治痢等功能。本案例中，煨熟后的柿子核已被祛除寒性，唯留甘涩功用，适宜腹泻病症。

10. 西瓜治愈宋高宗泄泻

宋高宗患泄泻，召医官王继先诊治。王来至宫中，奏曰："臣甚口渴，请皇上先赐我西瓜，然后再静心诊治。"高宗命人取来西瓜。继先食之，皇帝亦觉得嘴馋，遂问继先："朕可食瓜乎？"继先曰："臣索吃西瓜其实是想让陛下也吃。"高宗食之甚感痛快，泄泻竟也随之而止。左右皆称奇，皇帝亦觉疑惑，问继先："此何方也？"继先曰："皇上所患乃是中暑，因而泄泻，西瓜亦能消暑，故能愈病。"（《四朝闻见录》）

按：王继先曰："皇上所患乃是中暑，因而泄泻，西瓜亦能消暑，故能愈病。"若非中暑所致泄泻，用西瓜来治就没有道理了，这就是辨证的观点。

11. 牛奶、荜茇治疗唐太宗痢疾

唐太宗李世民患了痢疾，腹中阵阵疼痛，腹泻频繁。太医们用了多种方法毫无效果。最后只好张贴皇榜，诏请天下名医治疗。有一名卫士官张宝藏曾患过这种病，就开方呈献太宗治疗，其方用牛奶煎熬荜茇服下。此方确实十分简单，想不到太宗服药后腹痛消失，腹泻很快止住，拖了多日的痢疾竟然告愈。后来，太宗的旧病复发，照方服用又治好了。太宗很高兴，关照宰相魏征提拔张宝藏为三品官。（《续前定录》）

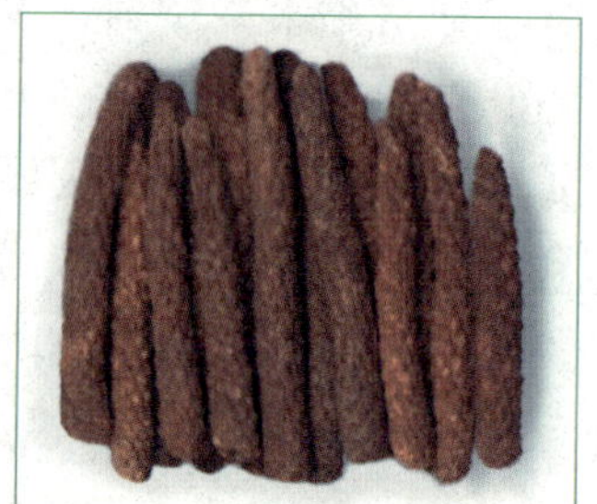
荜茇

按：《医宗必读》中载述："荜茇定泻理心疼。"是温中止泻的佳品。《本草便读》中描述荜茇：温中散寒，破滞气。文献中记载这味药有治疗腹痛、呕吐、呃逆、泄泻的作用，日常可以常备。牛奶味甘，性平、微寒，入心、肺、胃经；具有补虚损、益肺胃、生津润肠的功效。所以牛奶、荜茇的搭配治好痢疾是确有道理的。

12. 大黄治疗腹痛痢疾

名医龚子才治疗刘司寇，年近 70 岁患痢疾，脓血腹痛，诸药遍用乏效，诊之六脉微数。此肥甘厚味食之太过，内有积热。应当服用酒蒸大黄 50 克而清利之。刘曰：吾衰老恐怕不胜大黄攻伐，用滋补平和之药方好。因而再三讲解道理，始勉

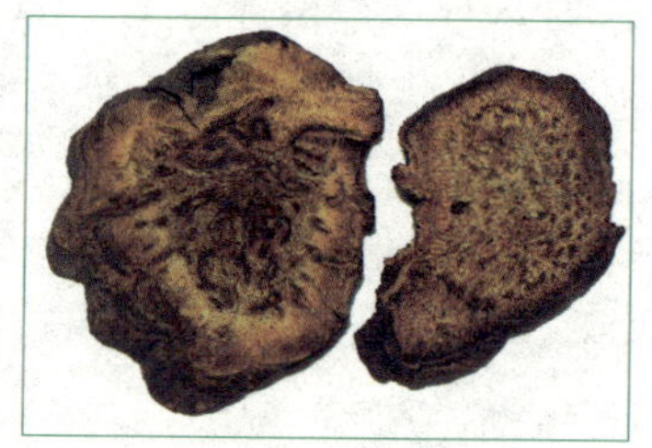
大黄

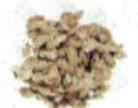

强从之用药。第二天即愈。

另有蒋仲芳治疗吴氏母亲，年60余岁，患病腹痛，日泻四五次，已经三四年了，遍治不效，诊之两尺沉紧。告诉她说，这是内有沉积也。用熟大黄15克，加入治本病的药方中，煎服1帖，其痛如失。（《续名医类案》）

13. 鸦胆子善治血痢

张锡纯的沧州友人腾玉可设教于邻村。年过五旬，当中秋时下赤痢甚剧，且多是鲜血，服药20余日无效，求张锡纯为之诊治。其脉象洪滑，知其纯系热痢。因告之曰："此症易治，买鸦胆子百余粒去皮，拣其内仁之成实者，每次服60粒，白糖水送下，2次即愈矣。"如法服之2次果然痊愈。此后玉可归里，其族人有自奉天病重归来者，亦是大便下血年余，一身尽肿，百药不效，玉可授以此方，如法服之，3次痊愈。

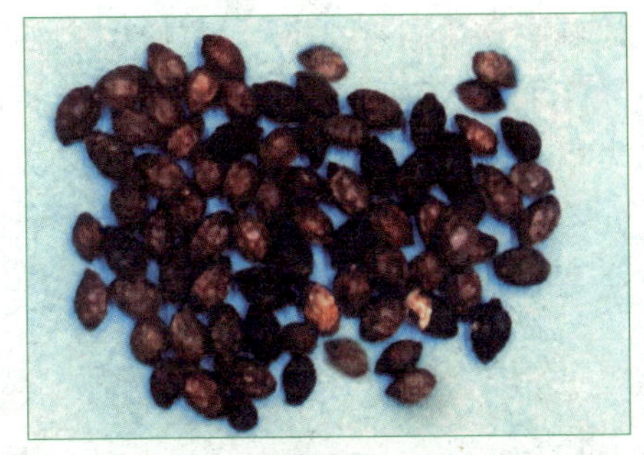

鸦胆子

又治一人，年48岁，资禀素弱，亦吸鸦片。于季秋溏泻不止，一日夜八九次，且带红色，心中怔忡，不能饮食。日服温补之药，分毫无效。延张锡纯诊治，其脉左右皆微弱，而尺脉尤甚，知系下焦虚寒。为其便带红色，且从前服温补之药无效，令先服鸦胆子40粒，泻愈其半，红色亦略减，亦思饮食。继用温补下焦之药煎汤送服鸦胆子30粒，后渐减至10粒，10剂痊愈。盖此证虽下焦虚寒，而便带红色，实兼有痢证也。故单服鸦胆子，而溏泻已减半。然亦足证鸦胆子虽善清热化瘀，而实无寒凉开破之弊，洵良药也。（《医学衷中参西录》）

按：鸦胆子俗名鸭蛋子，即苦参所结之子。味极苦，性凉。为凉血解毒要药，善治热性赤痢亦即血痢，二便因热下血，最能清血分之热及肠中之热，防腐生肌，诚有奇效。张锡纯称：生平用此药治愈至险之赤痢不可胜纪，用时去皮，每服25粒，极多至50粒，白糖水送下。

鸦胆子味甚苦，服时若嚼破，即不能下咽。若去皮时破者，亦不宜服。恐服后若下行不速，或作恶心呕吐。故方书用此药，恒以龙眼肉包之，一颗龙眼肉包7粒，以七七之数为剂。然病重身强者，犹可多服，常以八八之粒为剂。然亦不必甚拘。

鸦胆子连皮捣细，醋调，敷治疗毒甚效，立能止痛。其仁捣如泥，可以点痣。其化瘀解毒之力如此，所以治痢有奇效也。

14．紫菀治疗蔡京便秘

宋代权相蔡京久患便秘，御医虽然多方用药无效，因为蔡京不肯服用大黄，害怕其泻力太大，吃不消。这时有位医生史载之，曾任过太守，医术高明，晋见蔡京为其治病。史氏诊脉后，索要20文钱，去药铺买了中药紫菀回来。他将紫菀研成细末，让蔡京服下。不多时，大便即已通下。蔡京十分惊异，问紫菀为何有此功效？史氏答曰：肺与大肠相表里，大便欲通畅，要靠肺气宣导。今便秘乃因肺气不能输导而致，所以用紫菀宣通肺气，大便自然通利。（《北窗炙輠录》）

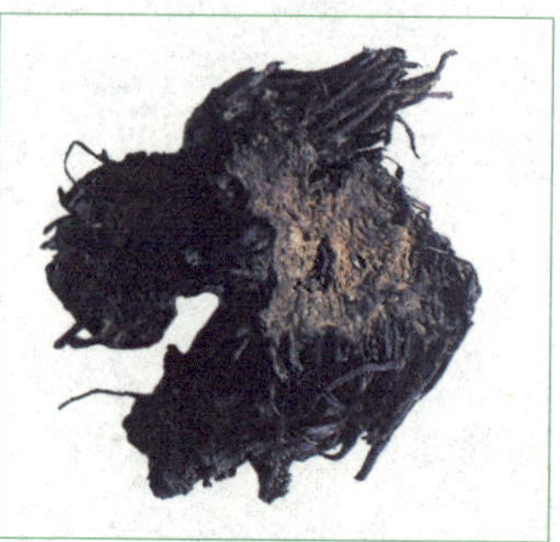
紫菀

按：中医认为：肺与大肠相表里，肺与大肠在生理、病理上相互联系、相互影响。上述病例中，就是用到中医的这个理论，紫菀宣通肺气从而疏导大肠，达到治疗便秘的效果。本症单用紫菀多有良效，唯需重用30~60克煎服。或如本案以末服之，5~10克即可。

15．肉苁蓉治疗便秘

明代名医缪仲淳给唐震山看病，唐震山70多岁了，大便燥结，胸中闷满，时间长了血液枯槁。缪仲淳用肉苁蓉150克，白水3碗，煎取1碗，唐震山一口气喝下后，大便就通了，胸中也痛快了。碰巧有一个大夫看到后说：“肉苁蓉是峻烈的药，不能服用，这个病应该以调补脾胃为主，他为唐震山开了白术、厚朴、茯苓、陈皮，唐震山吃了后，病没见好，知道不对。又重新吃了缪仲淳给他开的药，大便又立刻解下。有人向缪仲淳请教，缪说：肉苁蓉能峻补精血，大量快速用之能通大便。（《续名医类案》）

另外，近代东北名医马二琴开始行医时，病人并不多。有一天，某巨公患便秘，请名医多人，用过缓泻、峻泻、滋脾、润肠等法均无效果，遂请马二琴诊治。群医在座，皆欲看看初出茅庐的马二琴如何出手。马氏诊后说：某公年老体胖，胖人多痰，诊其脉仅寸有滑象而尺脉不足，是上盛下虚。此因肺为痰阻，胃肠津液干枯，应以治肺为主，润肠辅之。缓泻、

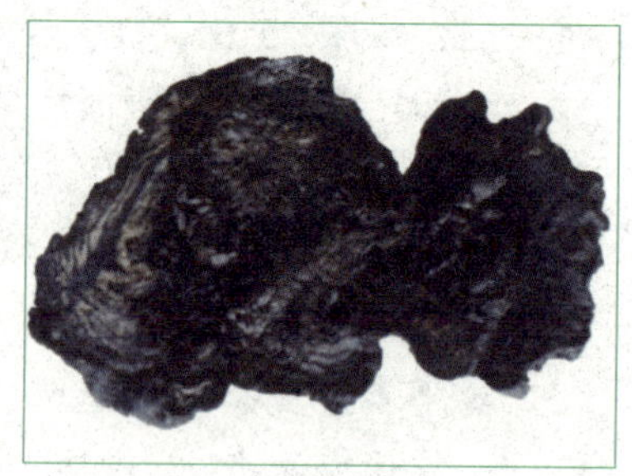
肉苁蓉

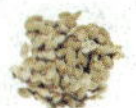

峻泻皆非所宜。处方：肉苁蓉 60 克，郁李仁 1.5 克，紫菀 24 克。众医哗然，谓此方不伦不类，焉能祛病？某巨公说：诸位都是名医，请别立良方，愿聆高论。诸医已经治疗多次未效，自然无话可说。病家毅然用药，当日即能排便，逐渐痊愈。据马氏弟子、辽宁中医学院彭静山教授讲，马二琴由此“一战而称霸”，医名大噪，跻身沈阳四大名医之列。

按：《本草汇言》记载：“肉苁蓉：养命门，滋肾气，补精血之药也。”《本草经疏》记载：肉苁蓉，白酒煮烂顿食，治老人便燥闭结。可见肉苁蓉能治疗老年习惯性便秘，是一味良药。现代中成药治疗习惯性便秘的处方中，多有肉苁蓉。

16．硝菔通结汤治疗便结

一老妇，年近七旬，初得伤寒无汗，原是麻黄汤证。因误服桂枝汤，遂成白虎汤证。上焦烦热太甚，闻药气即呕吐，但饮所煎石膏清水亦吐。张锡纯令用鲜梨片蘸生石膏细末，嚼咽之。约用石膏 75 克，阳明之大热遂消，而大便旬日未通。其下焦余热仍无出路，欲用硝黄降之，闻药气仍然呕吐。且其人素患劳嗽，身体羸弱，过用咸寒尤其所忌。为制此方：净朴硝 200 克，鲜莱菔（即白萝卜）2.5 千克，煎汁一大碗，仍然有朴硝余味，复用白萝卜一个，切成细丝，同葱油醋和药汁调作羹。病患食之香美，不知是药，大便得通而愈。

另治奉天清丈局科员刘敷陈，年四十余得便结证，饮食行至下脘复转而吐出，无论服何药亦如是，且其处时时切疼，上下不通者已 10 日矣。令用朴硝 6 两，与鲜萝卜片同煮，至萝卜烂熟捞出，又添生片再煮，换至六七次，约用萝卜 3.5~4 千克，将朴硝咸味借萝卜提之将尽，剩余浓汁 4 茶杯，每次温饮 1 杯，两小时一次，饮至 3 次其结已开，大便通下。其女公子时患痢疾，令饮其余药，痢疾亦愈。（《医学衷中参西录》）

硝菔通结汤制法：净朴硝 200 克，鲜白萝卜 2.5 千克。将白萝卜切片，同朴硝和水煮之。初次煮用白萝卜片 500 克，水 2.5 千克，煮至白萝卜烂熟捞出。就其余汤再入白萝卜 500 克。如此煮 5 次，约得浓汁一大碗，顿服之。若不能顿服者，先饮一半，停1 小时，再温饮一半，大便即通。若脉虚甚不任通下者，加人参数钱，另炖同服。

按：此方为张锡纯所制，名硝菔通结汤，专治大便燥结久不通亦即所谓便结证，兼身体羸弱者。此方亦可试用于肠梗阻证。

17. 王肯堂亲验资生丸

资生丸系明代名医缪希雍研制的名方，擅治脾胃虚弱、腹泻消瘦的病人。另一名医王肯堂与缪希雍初次见面时，见其从袖中拿出药丸咀嚼，王问之，答曰："此系我得之秘传，饥者服之可饱，饱者服之即饥。"王肯堂于是向他索方阅之，觉得确是良方，但不太相信其有消食之功。于是，他在某日醉饱之后，服食资生丸 2 丸，然后直接卧床睡觉。次日清晨，一点儿没有停食饱胀的感觉，由此相信其方之神也。

此后他又将该方献给父亲，其父年高脾虚，食少痰多，却得以寿享高龄，全赖此方。王肯堂在其所著《证治准绳》中记载了此事。

资生丸组成：人参 10 克，白茯苓 25 克，白术 15 克，白扁豆 20 克，陈皮 10 克，山药 30 克，莲子肉 20 克，砂仁、白豆蔻各 10 克，薏苡仁 25 克，麦芽20 克，神曲、芡实各 15 克，桔梗、藿香、黄连各 10 克，山楂 15 克，甘草 10 克。现代用于治疗慢性消化病具有很好的调理作用。今市面上有成药出售。

按：已故现代名医岳美中先生对资生丸亦推崇备至，曾用此方治愈了越南某领导人的久泻、纳呆重症。1973 年 10 月底，岳美中曾为越南劳动党中央政治局委员阮良朋治病。阮良朋患有肝炎，腹胀久治不愈，食欲不振，每餐不过50 克，嗳气不止，大便稀溏，对多种药物均有反应，中药禁服之品竟达百余种。形体消瘦，脉象缓弱。岳认为关键在于脾胃受损太甚，化源不能资生，乃先嘱停服中西药物 1 周，继用资生丸 1 剂，以剪刀将药物剪成粗末，每日煎服 15 克，煮取两盅，早、晚 2 次内服，1 周后，嗳气减少，矢气增多，胀满渐轻。守方月余，饮食大进而愈。

18. 萝卜籽治好慈禧的病

有一年，慈禧太后做寿时，因贪吃佳肴而犯病，御医每日给予"独参汤"进补，开始疗效还可以，后来非但不效，反而头涨、胸闷、食欲不振，还经常发怒，流鼻血，众多御医束手无策，只好张榜招贤："凡能医好太后之病者，必有重赏。"转眼 3 天，有位走方郎中对皇榜细加琢磨，悟出太后发病的原因，便将皇榜揭了下来。郎中从药箱内取出 15 克莱菔子，研细后加点儿面粉，用茶水拌匀后搓成 3 粒药丸，用绵帕一

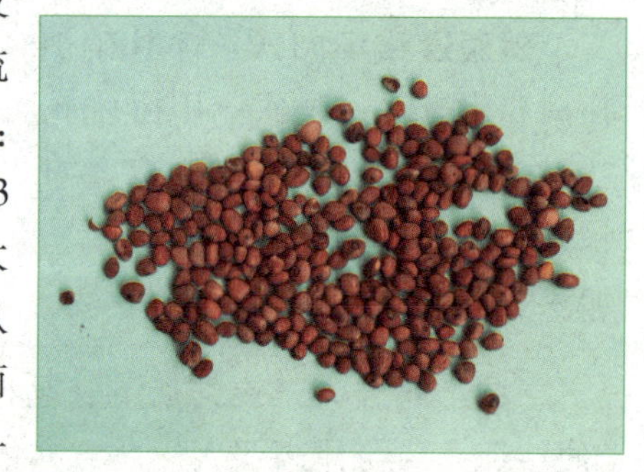
莱菔子

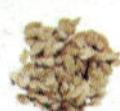

包呈上去，美其名为“小罗汉丸”，嘱咐1日服3次，每次服1粒。说也奇怪，太后服下1丸，止住鼻血；2丸下去，除了闷胀；3丸服下，太后竟然想吃饭了。慈禧大喜，赐给郎中一个红顶子（红顶子是清代官衔的标志），这就是当时盛传的“三钱莱菔子，换个红顶子”的故事。

按：莱菔子即萝卜籽，善于调理人参引起的气滞。此案应注意，莱菔子所治头涨、胸闷、食欲不振等症状，系由服用人参过多所致，有其明确的适应证，如因其他原由引起者，就不一定有效了。

19．萝卜丝汤治疗厌食症

赵某，年近三旬，孟秋季节患病风温，周身壮热，脉弦长有力。五六天不进饮食，一切食物闻之皆臭恶异常，勉强食之则吐。张锡纯以白虎加人参汤加代赭石治之，脉静身凉。唯仍旧不能进食，憎其臭味如前。张氏嘱用鲜萝卜切丝，用香油炒至半熟，再以葱酱作汤勿过熟烂，少调以绿豆粉令服之。汤做成时，令病人先尝少许，颇觉香美，须臾服尽2碗，继则饮食如常。（《医学衷中参西录》）

20．橘皮治疗胃胀

清代莫强中任丰城县令时得了一种怪病，只要吃完饭胃就胀满，感觉食物没有往下走，堵在胃口，用了无数的药没有一个有效的。偶然的一天，家里人熬橘红汤，莫强中也吃了几口，吃过后反倒觉得很舒服，就连着吃了几天。这天，莫强中突然感觉胃口有东西掉下来，又过了一会儿突然肚子十分疼痛，急忙排便，却排下来几块像铁丸子一样的粪便，奇臭无比。从此胃口渐渐开了，胸闷渐渐减轻，病竟然好了。这是脾胃受冷，日久成积。

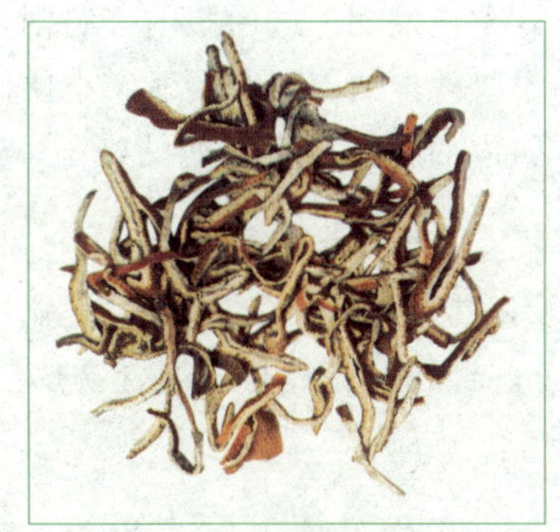

橘皮

按：橘红汤的做法如下：橘子去瓤500克，甘草、精盐各200克，用水5碗慢火熬干，再焙干成粉末，用白开水送服。另有二贤散方：川橘红（陈皮）200克，炙甘草50克，煎制而成。以上两方剂宽膈、降气、消痰，功效显著。

21．陈葫芦治疗臌胀

明朝有个人叫徐文江，他的夫人得了臌胀病，邀请当时名医张琏水为她治疗，用了多种方法也没有效果，张琏水说我没有办法了。后来徐文江听说，西山有一个老妇人也得了这样的病，大家都以为她没救了，结果后来好了，徐文江就去找她问方子。老妇人对他说：遇到一个和尚，给了个方治好的。其法用陈葫芦一个，将葫芦把去掉倒满酒，用竹筷搅松其中的葫芦籽，然后仍用葫芦把封好，用水反复煮沸后，把里面的葫芦籽去掉，然后饮酒。起初老妇人曾剧烈呕吐，但吐后渐渐感觉腹部舒服，后来又调理了几个月，臌胀就消退了。(《医学广笔记》)

按：葫芦是退肿常用药，大苦而温，入肾经，专治下焦虚寒积水和滞气。这位和尚用酒煮烂，又得酒力的温通之功。葫芦巴即葫芦的顶，其味极苦，故能涌吐痰涎。

22．鹌鹑治疗臌胀

魏秀才的妻子，患病腹大如鼓，四肢瘦成皮包骨头，不能贴近床席，只好裹了被子悬立着睡觉，已有多日未进食。有一天，忽然想吃鹌鹑肉，家人就做好了让她吃。过后腹内开始剧烈蠕动，不一会儿汗流如雨，虽不能说话，但想解手。就搀扶着她去厕所，小便排出白色液体，凝结如同鹅油，如此数次，一直把腹内的积液排尽，病就好了。这大概是中焦湿热积聚所造成的。(《本草纲目》)

按：鹌鹑肉味甘平，无毒。能补五脏，益中续气，实筋骨，耐寒暑，消积热。魏秀才之妻所患之病系中焦湿热积聚所致。时珍按称："鹑乃蛙化，气性相同，蛙与蛤蟆皆解热治疳，利水消肿，则鹑之消鼓胀，盖亦同功云。"

23．瓜蒌治疗腹胀

绍兴刘驻泊说："魏都知明州时，宅库之妻患腹胀，小便不通，垂殆。随行御医某治药令服，遂愈。"其方用瓜蒌不拘多少，焙干碾为细末，每服 3 钱重，热酒调下，不能饮者米汤调下亦可，频进数服，以通为度。(《是斋方》)

按：瓜蒌苦寒无毒，宽胸痹，利肺气，通大肠，止消渴，化痰热，效用大约如此。尚没有通小便、治腹胀的记载。这位御医可能认为肺气郁结，借瓜蒌以通利肺气、通调水道。

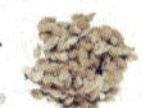

24．鸡内金、酒曲治疗胃堵

沈阳城西有一人叫龚庆龄，年30岁，胃里有个硬物堵塞，已经好几年了。饮食减少，不能消化，来到名医张锡纯开的立达医院求治。诊其脉象沉而微弦，右部尤甚，张锡纯为其用方：鸡内金50克，生酒曲25克，服了几剂，硬物就全部消失了。（《医学衷中参西录》）

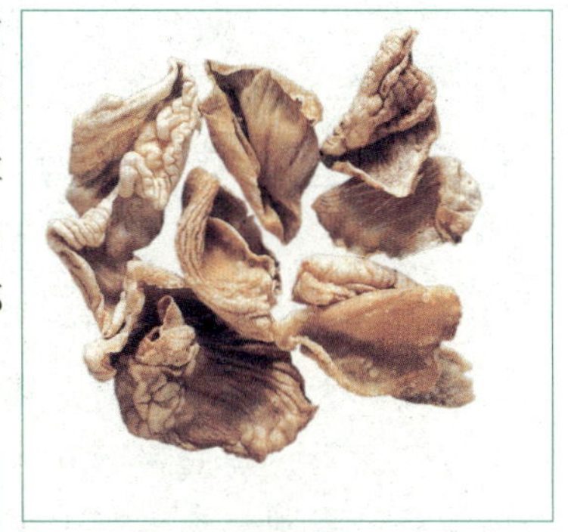
鸡内金

按：鸡内金善于消食兼能化瘀，治此症取效在情理之中。

25．麦芽方治疗停食

有一妇人年近四旬，胁下常常作痛，饮食入胃后停滞不消化，服药几年也不愈。张锡纯认为这是肝不升胃不降引起。为疏一偏方：生麦芽20克以升肝，生鸡内金10克以降胃，又加生怀山药10克以培养脏腑之正气，防其因升降过度而有所伤损，连服10余剂，病遂痊愈。

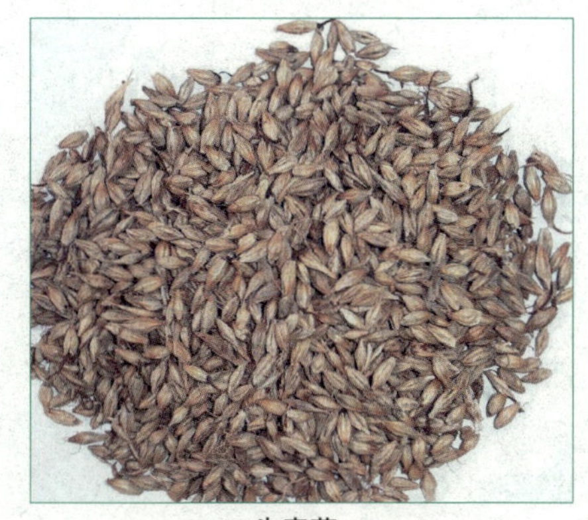
生麦芽

又治一妇人年30余岁，素来气虚，有一日忽然觉有气郁结于上腹部，既不能上达亦不能下降，就让她单用生麦芽50克，煎汤饮之，顿觉气息通畅。（《医学衷中参西录》）

按：生麦芽虽很平常，却既能消食导滞，又可舒肝解郁，对于气郁停食病症确为良药，即对于因为好生气而导致的消化不良、膨闷胀饱、食欲不振等有效。

26．大枣治疗饮食减少

张锡纯同乡友人赵厚庵，身体素来羸弱，年届五旬，饮食减少，日益消瘦，向张锡纯询方，张氏让他每日吃熟大枣几十枚，当点心用之。过了一年多再见他，面貌较前丰腴许多，自言：“自听说你介绍的方子后，即日服大枣，至今未尝间断，饮食较从前增加三分之一，所以身形较前强壮也。”

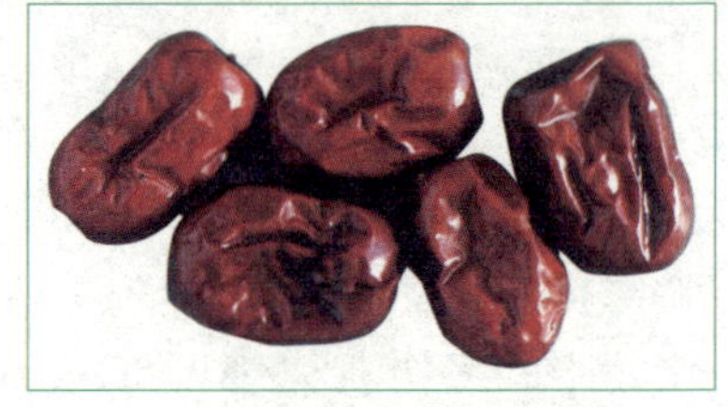
大枣

又曾治表叔高福亭，年过五旬，脾胃虚弱，又兼肝气郁结，因之饮食减少，时觉满闷，服药半年，毫无效验。张锡纯让他用大枣3千克，生姜500克，切片，一同在饭锅上蒸熟，臼内捣烂如泥，再加桂枝尖细末150克，炒熟白面750克，和匀捏成小饼，火炉上铐干，随意当点心服之，服完一剂而愈。（《医学衷中参西录》）

按：大枣味甘性温，其津液浓厚滑润，最能滋养血脉、润泽肌肉、强健脾胃，固肠止泻而善于养胃，其性和平，可以久服。唯长久服食时，应该先用水将枣煮两三沸，等1小时将枣捞出，此时尝其煮枣之水甚苦，故先宜将苦味煮出，再在饭锅上蒸熟，则其味甘美，多服久服不至生热。

27. 半夏治疗呕吐

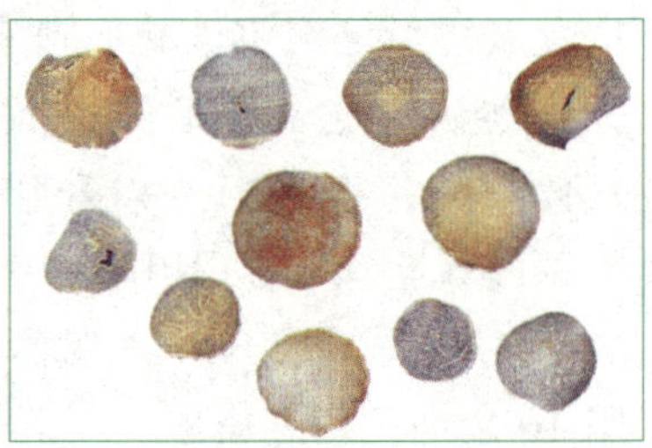
半夏

民国初年，一位来华行医的英国医生患了顽固性呕吐，不能进食已有多日。一位日本医生和一位美国医生共同诊治，呕吐依然不止。当时以为病人已经无法救治，遂请名医张锡纯“一决其生死”。经过详细诊察，张氏说：“余有一策，姑试行之。”即用半夏加茯苓、生姜投治，“一二服后奇效忽显，数日竟回复原有之康健。”张锡纯技高一筹，使得三位“东西洋大夫”赞叹不已。（《医学衷中参西录》）

按：半夏是一味治呕吐要药，功能燥湿化痰，和胃止呕，主治痰湿水饮、呕吐、咳喘等症。

应该指出的是，张锡纯所用半夏乃是亲自所制，与药房所售半夏并不相同。原来因为半夏有毒，市面上的半夏都用白矾水煮，炮制太过，乃致药力尽失，非但不能止呕，反而可能引起呕吐。因此，张锡纯每年都自制半夏，其法：每于仲春季秋之时，用生半夏数斤，浸以热汤，日换一次，至旬日，将半夏剖为两半，再入锅中，多添凉水煮一沸，速连汤取出，盛盆中，候水凉，晒干备用。这种自制半夏，“无论呕吐如何之剧，未有不止者。”

28. 白矾治疗干呕症

有一位妇人，二十几岁。因为悲伤过度，痰涎堵塞在胃口，连连干呕，有时又像打嗝，觉得有一股气从胃里上达咽喉。严重时候浑身颤抖，十分危险。有个大夫让她喝生姜汁，她却喝不下去。就请张锡纯看病，张氏为她把脉，左手沉濡，右三部皆无。从她不能喝生姜汁来看，应该是有热痰堵塞，并且面有红光，属于热证。张锡纯于是用生白矾 10 克，化于水中让她喝下，结果当下就好了。这个方张锡纯用了很多次，据他说只要不是寒痰堵塞，都能随手奏效，即使有痰厥这样十分危险的病情，也能治好。（《医学衷中参西录》）

按：白矾能治顽痰、热痰，但不可治寒痰。中医是在辨证论治的原则下用药，不能用一方治百病。

29. 代赭石治疗呕吐

天津杨柳青有一位陆军连长周良坡的夫人，30 多岁。连连呕吐，五六天滴水不进，大便也不通。自己感觉肚子疼痛并且堵得慌，凡是有气味的药马上就吐出来，即使没有味的药服过一会儿也要吐出来，医生都推辞不治了。后来找到张锡纯，张氏把脉，感觉脉有滑象，像是怀孕了，她自己也说月经 50 多天没来了。张锡纯知道可能是怀孕了，用药应该谨慎，但《内经》上说“有故无陨，亦无陨也”。张锡纯给她开了 250 克代赭石，取 100 克煎汤喝下，她自己感觉，药到了肚子痛的地方不能向下走，一会儿又把药全都吐出来了。张锡纯又把代赭石磨碎，用筛子筛出 50 克细末，将剩下的 100 克又重新煎汤，用此汤送下那 50 克细末，喝了后疼痛就好了，大便也通畅了，也不觉得堵得慌了，从此安然无恙，至期顺利生产。（《医学衷中参西录》）

按：赭石色赤，性微凉。能生血兼能凉血，其质重坠，又善镇逆气，降痰涎，止呕吐，通燥结，用之得当，能建奇效。

30. 蜈蚣治疗噎膈

张锡纯曾经历一件奇事：有一人患病噎膈，进食艰涩，服百药无效。偶然想要饮酒，每天喝几口，将一壶酒饮净竟然病愈。后来查看酒壶，原来有大蜈蚣一条，恍悟其病愈之由，不在于酒，实因酒中有蜈蚣也。盖噎

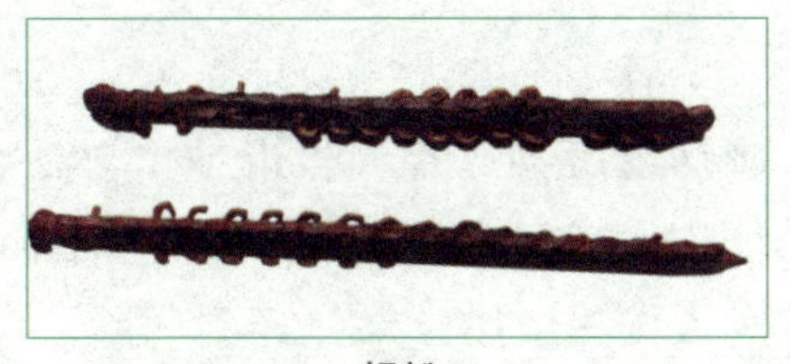

蜈蚣

膈之证，多因血瘀上脘，为有形之阻隔，或是现代所谓食管癌、胃癌之类，谓其处凸起如山石之有岩也。蜈蚣善于开瘀，是以能愈。由此可知，治噎膈者蜈蚣应当系急需之品矣。因为其事甚奇，故张锡纯记于其书中。（《医学衷中参西录》）

按：蜈蚣味微辛，性微温。走窜之力最速，内而脏腑，外而经络，凡气血凝聚之处皆能开之。性有微毒，而转善解毒，凡一切疮疡诸毒皆能消之。其性尤善搜风，内治肝风萌动、癫痫眩晕、抽掣瘛疭、小儿脐风；外治经络中风、口眼㖞斜、手足麻木。为其性能制蛇，故又治蛇症及蛇咬中毒。用时宜带头足，去之则力减，且其性原无大毒，故不妨全用也。

31．蜣螂虫治疗呕粪证

清代镇江知府徐守臣之母，年逾六旬，患上一种怪病，粪便竟从口中呕出，诸医治之不效。请名医薛雪诊视，诊脉后说道：熟思此病不单胃气上逆，并且大肠传导亦失常，现在却无的对之方，急切不能施治，容缓待数日再当造访。回家翻阅所藏之书，并无此症，自然也无的对之方。一日，遇一虎撑先生；即走方郎中，问有无此病治法？答曰：我师傅能治之。

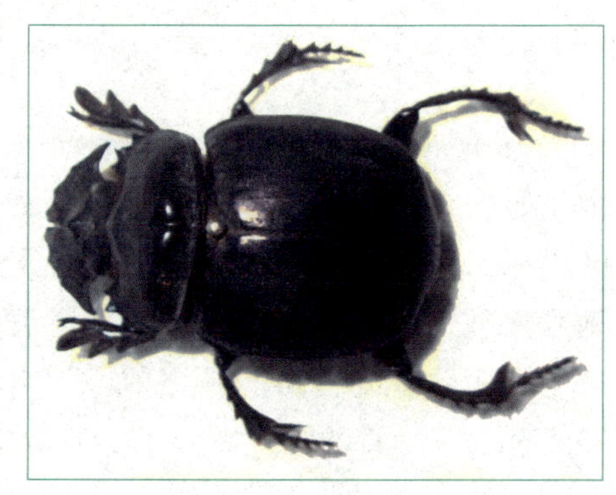
蜣螂

薛氏问：你师傅在哪里？告以住在南郊。薛氏遂往见老翁，老翁以药末10剂付之。问是何药？说：一味通幽散，乃蜣螂虫也。薛雪持归而往诊之，先以5剂治之而愈。不到1个月复发，再与5剂，乃断其根，永未复发。（《薛一瓢医案》）

按：奇症异治，知其然不知其所以然。

32．韭菜治疗反胃

有一个老人，家境贫寒，无钱治病。却偏偏得了吃了就吐的毛病。胸口也刺痛得厉害。有人告诉他个办法，用韭菜捣成汁，同时加入咸盐、乌梅、卤汁少许。慢慢咽下，呕吐停止后渐渐加大剂量，若吐出大量浓涎后，病就好了。老人按法服用，果然药到病除。（《本草纲目》）

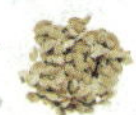

按：《本草拾遗》说：韭菜温中，下气，补虚，调和腑脏，令人能食，益阳，止泄，治腹冷痛，并煮食之。这里提到的温中及治腹冷痛应该就是此案中韭菜治疗反胃和胃痛的机制所在。

33．刀豆子治疗打嗝

有一个人生病后打嗝不止，声音响亮，连邻居都听见了。邻居心有不忍，让他买些中药刀豆子回来，用火烧至外面黑色里面黄色为止，研成细末。用温水送服10克，打嗝马上好了。想此案例中，必是取刀豆子可以纳气归肾之功，这样打嗝自然就好了。（《本草纲目》）

按：刀豆子味甘，性温，入脾、胃、大肠、肾经。《本草纲目》记载："温中下气，利肠胃，止呃逆，益肾补元。"刀豆子治疗打嗝确实有效，日常可以作为偏方应用。

34．葱白外熨治疗便结

有一个小孩子，年6岁。因食肉过多，不能消化，郁结于肠中。大便不行者六七日，腹中胀满，按之其硬如石，用一切通利药皆不效。张锡纯教用葱白熨法熨之，至3个钟头，其腹渐渐变软。又熨3个钟头，大便通下如羊矢，其胀遂消。

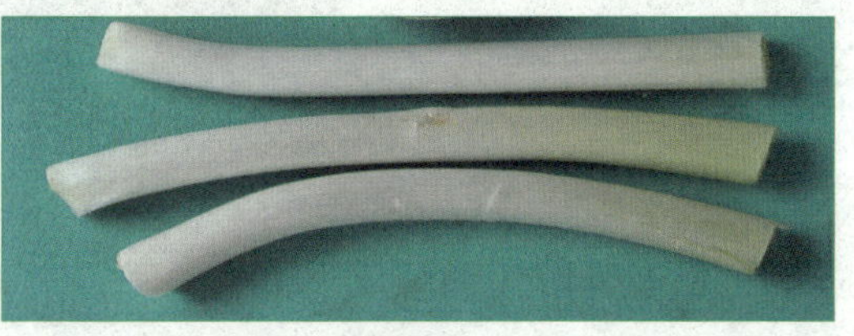

葱白

又有一个孩子，年十五六岁。因稍受外感，腹中胀满，大便数日不通，然非胃中实热燥结便秘。有医者投以承气汤攻下，大便仍然不通，反而腹转增胀。自觉为腹胀所迫，几乎不能呼吸，且时觉心中怔忡。诊其脉甚微细，按之即无。脉虚证实，甚为棘手。张锡纯亦教用葱白熨法，腹胀顿减。又熨3小时，觉得秘结已开，行至下焦。继用猪胆汁导法，大便得通而愈。（《医学衷中参西录》）

按：葱白熨法属于外治法，治宿食结于肠间，不能下行，大便多日不通。其证或因饮食过度，或因恣食生冷，或因寒火凝结，或因呕吐既久，胃气冲气，皆上逆不下降。

用法：大葱白2千克（切作细丝），米醋多备待用，将葱白丝和醋炒至极热，分作两包，趁热熨脐上。凉则互换，不可间断。其凉者，仍可加醋少许，再炒热。

35．枳壳治疗肛门脱垂

叶桔泉的友人叶心铭医师，曾作报告云：友人陈君，患脱肛年余，发作时直肠脱出，行动不便，甚感苦闷，偶因胃部不适，自服枳壳若干，翌日脱肛情形顿觉改善，于是逐渐增其用量，连用数日，该疾竟告痊愈。并称用本品治疗的病例较多。（《实用经效单方》）

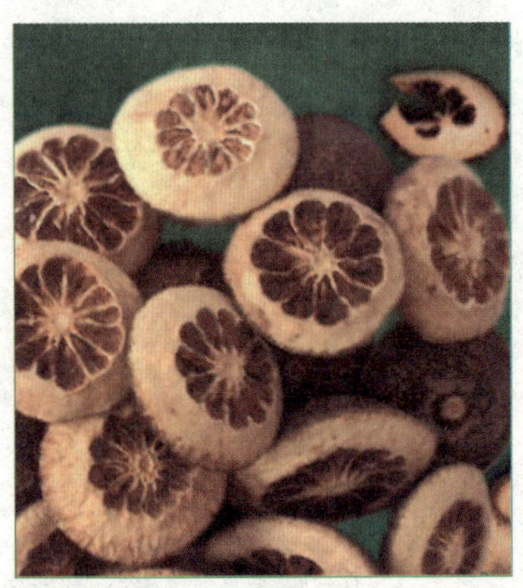

枳壳

按：前面有“枳壳治子宫下坠”病例，现在又有枳壳治肛门脱垂案，可以说，枳壳善治各种脏器下坠或脱垂。

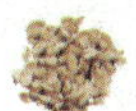

十一、肾膀胱病方

1. 黄芪粥治疗水肿病

名医范文甫曾治一妇人，产后肿胀，腹大如鼓。病初起于腹，后渐及全身，按之没指。诸医有认为水肿者，有认为气胀者，有认为血臌者，治之皆无效验，反而气急加重。范氏诊其脉近芤，重按极虚，舌淡红。思之许久亦无良法，后忆及《冷庐医话》中治产后肿胀方，用黄芪 30 克煎汁，煮糯米半杯成粥，食之。5 天后病愈。（《范文甫专辑》）

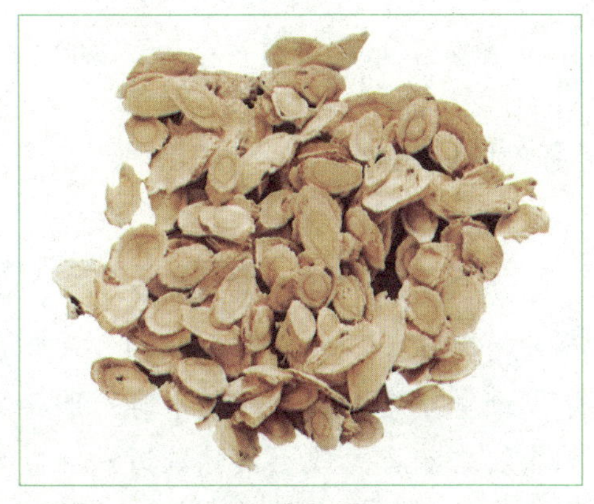
黄芪

按：现代名医岳美中亦喜用此法，治疗慢性肾炎蛋白尿，颇有效验。黄芪的药用历史迄今已有 2000 多年了，中医将黄芪用作增进正气和抵抗疾病的良药。《神农本草经》列为上品。《本草纲目》载“耆长也，黄芪色黄，为补者之长故名”。芪的意思就是“长”，黄芪被列为补气的主要药物，产后妇女体质虚弱，水肿的出现就是中医所说“气虚无力行水”导致的，运用黄芪补益身体再恰当不过。

2. 薏苡仁治疗水肿病

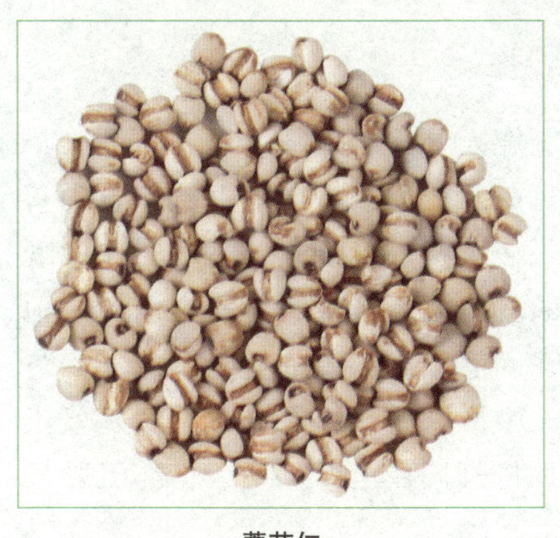
薏苡仁

东汉伏波大将军马援率兵平定南疆叛乱，在广西作战时，因南方山林气候湿热，瘴气流行，将士深受其害，手足麻木，全身水肿，由于这种病多从下肢开始，又称“脚气病”，已经影响到战斗力。当地百姓献上一个偏方，将薏苡仁煎汤服用，马援与士兵便经常食用薏苡仁，很见功效，战胜了山岚瘴气，取得了平定南疆的胜利。回来后，马援命士兵装了一车薏苡仁，想在内地引种推广，认为薏苡仁“轻身省欲，以胜瘴气”。不料此举被监军梁松诬陷，称马援搜刮了大量明珠宝物。谗言中伤，皇帝又偏听偏信，竟降罪于马援。当地民众热爱这位廉洁奉公的将军，将当地的一座山取名“伏波山”以资纪念。苏东坡曾有“薏苡”诗记录此事：“伏波饭薏苡，御瘴传神良。能除五溪毒，不救谗言伤。”今伏波山为桂林著名旅游景点。事见《后汉书·马援传》。

按：《本草纲目》记载：薏苡仁“健脾益胃，补肺清热，祛风胜湿”。现代常被应用于治疗泄泻、水肿、风湿等疾病。薏苡仁也可以当作食物用，有强健脾胃之功。

3. 白茅根治疗水肿

张锡纯治一妇人年近四旬，因阴虚发热，渐觉小便不利，积成水肿，服一切通利小便之药皆无效。其脉数近六至，重按似有力，问其心中常觉烦躁，知其阴虚作热，又兼有实热，以致小便不利而成水肿也。俾用鲜茅根250克，煎汤两大碗，以之当茶徐徐温饮之，使药力昼夜相继，连服五日，热退便利，肿遂尽消。

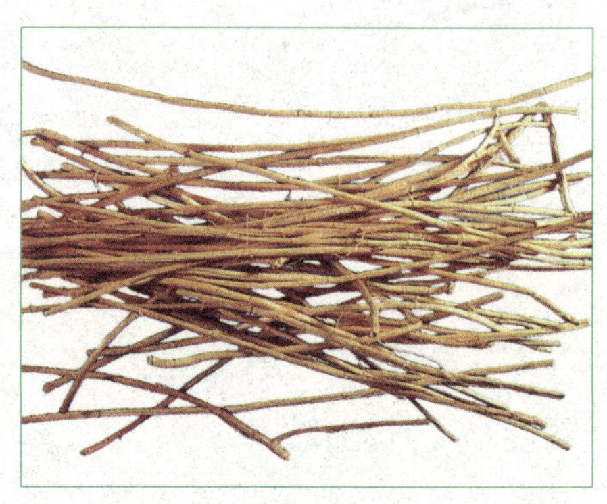
白茅根

另治一老妇人，年60余岁，得水肿证。医者用药，治愈3次皆反复，再服前药不效。其子商量于木匠，欲买棺木，木匠是其亲属，转而为求治于张锡纯。因思此证反复数次，后服药不效者，必是病久阴虚生热致小便不利。细问病情，果觉肌肤发热，心内作渴，小便甚少。便让她单用鲜白茅根煎汤，频频饮之，五日而愈。（《医学衷中参西录》）

4. 木瓜治疗腿肿趣案

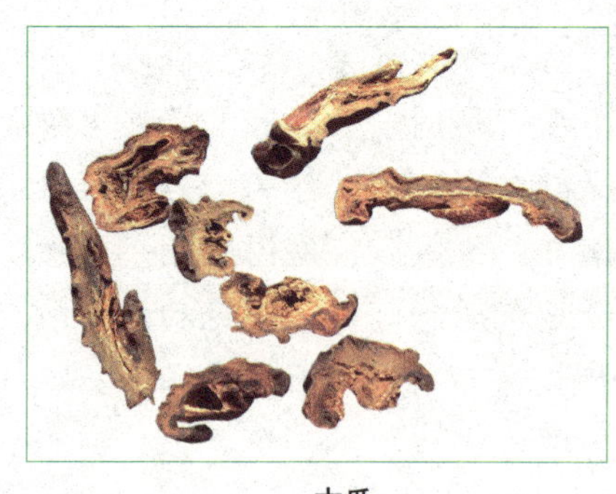
木瓜

安徽广德人顾安中患脚气筋急腿肿，不能行走，只好乘船回家。在船上，无意中将两脚搭在一包装货的麻袋上。下船时，发现自己肿胀的双腿已经减轻，疼痛也消失。他十分惊奇，问船家袋中装的何物？船家答是木瓜。顾安中回家后，即买来木瓜切片盛于袋中，每日将脚搁在上面。不久，脚气肿病竟然痊愈。（《本事方》）

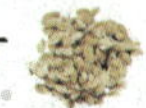

5. 萝卜籽治疗小便不通

明朝时有一官家女仆，患小便不通之证。很多医家治以利水之药而不效，直至腹部胀满而小便始终不通，几乎近乎死境。有一个草泽医教以白萝卜籽炒香，研末，白水吞下数克，小便立即通畅。（《续名医类案》）

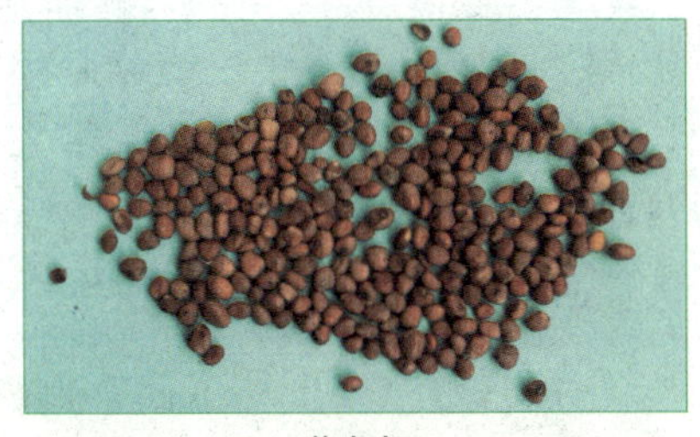
萝卜籽

按：俗话说，萝卜进城，药店关门。又说：冬吃萝卜夏吃姜，不用医生开药方。萝卜一直被养生家所推崇。萝卜籽理气开胃，功效不俗，治好这种严重的腹胀，小便不通，确实神奇。

6. 田螺治疗小便不通

明代江南风流才子唐伯虎不仅画技超群，而且医术高明，经常给亲友看病。有一天，他到好友祝允明家赴宴。席间，听到屋内传来小儿啼哭声，声音微弱，估计小儿病得不轻，便问主人何故啼哭，祝允明叹道："此乃我家小儿患病，腹胀，小便不通，已经数日，请了几位本地名医，至今无效，现已腹胀如鼓矣！"唐伯虎问过小儿发病经过，又为小儿切脉，然后开了一张处方：

尖尖宝塔五六层，和尚出门慢慢行。

一把圆扇半遮面，听见来人即关门。

写罢，把处方递给祝允明："将此物挑三个大的，同一撮韭白捣碎，外敷小儿脐眼，不日即愈。"祝允明按嘱为小儿治疗，不到一天，病儿小便畅通，腹胀解除。祝允明大喜，笑道："唐兄一味方，气煞老郎中。"原来唐伯虎用的是田螺。

7. 田螺外敷通二便

江西上饶熊彦诚医生，年55岁，大小便不通已经5天，腹部胀大如鼓。同道们围坐床前，都没有办法治疗。因熊医生和西湖妙果和尚慧月是好友，便派人送信请慧月前来做最后的告别。慧月得信后慌慌张张地急忙前往，走到钓桥碰见一人，此人风姿潇洒，颇不寻常，望着慧月施礼说："您这样超出尘世的人为何这样张皇奔走？"慧月说："我的好友大小便闭结不通，已经5天，病势危重，因此急去探望。"那人说："您友人的病容易解决，请稍等，我奉送一药治疗。"说罢脱下靴子，跳入水中，摸了一只大田螺上来，对慧月说："您友人的病有救了，将此螺拿到他家，用盐半羹匙连同螺壳捣烂如泥，放在病人脐下一寸半处的气海穴上，用布扎紧，再准备便器等候便通。”慧月接过大螺，虽不甚信，还是谦恭地谢过继续赶路。慧月到达后，熊彦诚已经昏迷不醒，妻子儿女在一起大哭，只好把慧月带来的大田螺如法试治。用药不大一会儿，突然听到扑哧哗哗的声音，二便一齐大下，病人随即苏醒，众医生都很惭愧地离去。慧月回家寻访送螺之人已经找不到了。熊医生此后又活了16年。（《夷坚志》）

按：这个故事与上面案例异曲同工，虽然有些神奇色彩，但螺蚌治病之功如出一辙。李时珍《本草纲目》云：“蚌粉，气味咸、寒，无毒。主治解热燥湿，化痰消积。”《本草拾遗》记载：田螺煮食之，利大小便。两例均用田螺连壳捣碎外敷，贴于脐下，治愈了二便不通、腹胀如鼓之疾，疗效应该可信。另外《喻选古方》亦记载：象山县某村民得了水肿病，用田螺、大蒜和车前草共同捣碎研成膏状，贴敷于脐上。病人按法做后，每天排尿甚多，没过几天，水肿已消退。

8．王不留行治疗淋疾

有一个妇女得了淋证，撒尿刺痛，卧床已久。服了很多药也没有效。一天夜里，她的丈夫找到了名医王执中。王应诊后叫他找来王不留行，用其10余片叶子煎成药后口服。第二天，病人丈夫跑到王执中的家中说：“真的感谢您，我媳妇的病已经好了七八分了。”王执中见状就对他说：那就继续服用，等到第二剂中药吃完后，妇女的病就彻底的好了。（《本草纲目》）

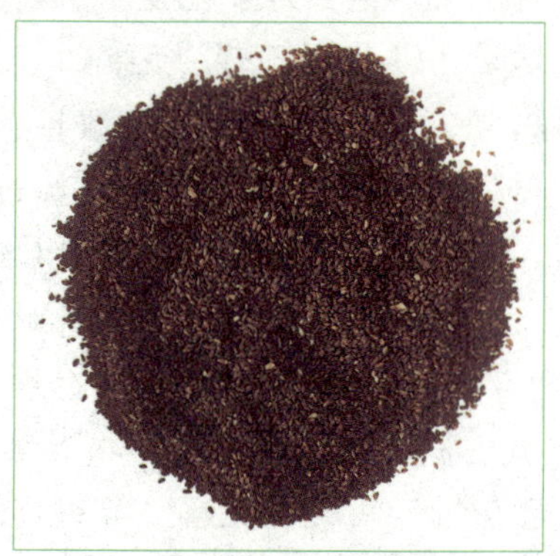
王不留行

9．地肤草治疗淋证

明朝名医虞抟的兄长在70岁的时候，由于天气原因得了淋证，排尿淋漓疼痛，痛苦不堪。半个多月中，用了无数的药也没有效果。有人给他个偏方，叫他用地肤草捣成汁后服用。果不其然，服了没有多久排尿逐渐顺畅，病遂痊愈。正所谓最普通的药物却发挥了最大的作用。（《医学正传》）

按：《神农本草经》记载：地肤草“主膀胱热，利小便”。《本草备要》中也称“益精强阴，除虚热，利小便而通淋”。可见地肤草治疗排尿不畅是有根据的。

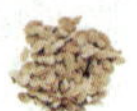

10．土牛膝治疗石淋

宋代有鄞县（今宁波市鄞州区）县尉名叫耿梦得，妻子患沙石淋已经13年，每当排尿时夹杂沙石，尿盆中噼啪有声，痛楚不堪。有一医生见其痛苦，就让她到山里挖中药苦杖根，俗呼为土牛膝，洗净切碎，手握一把左右，用水五碗，煎煮到只剩一碗左右，去掉药渣并用麝香、乳香末少许研调服之，没到一天病即愈。（《名医类案》）

按：以土牛膝一味竟能愈此13年之顽症，可谓专病专药之典范。土牛膝通淋利尿，本是要药。麝香开窍，乳香止痛，虽作配药，亦有助力。

11．牛膝善治血淋

叶朝议的亲属得了血淋证，尿液留在盆内，时间久了变成像老鼠的形状，凝结得非常严重，百般治疗没有效果。有一个乡里医生，让他将牛膝煎成药汁服用，每日服5次，还给方子起个名字叫“地髓汤”。病人用药，虽然没有立刻痊愈，但血越来越少，坚持用药终于恢复正常。10年后第二次发作，还是用这个方法，又治好了。

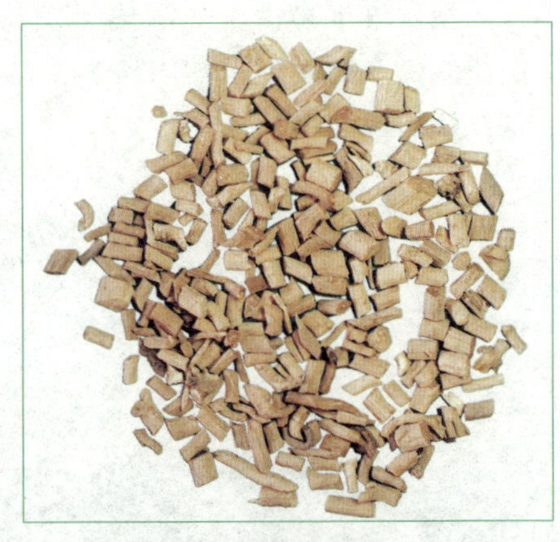
牛膝

某老人久患淋疾，百药不效。偶见本方，遂用牛膝服之亦愈。（《集要方》）

12．白冬瓜治疗五淋

宋代士人董季兴曾为学者张世南说到一件事：自己的岳父沙随先生，一直苦恼于淋血之疾，两年多不愈。偶然间董季兴阅读一本本草书，见到白冬瓜治疗五淋的记载，于是让岳父日食白冬瓜三大盆，结果7天而愈。此前曾服百药皆无效果。董季兴先生曾将此事书于家庙之墙壁上。（《游宦记闻》）

13．附子、泽泻、灯心通淋

曾有一位妇人患淋证，小便淋漓涩滞不畅，多个医家遍用通淋、滑利之剂，并无一丝效验。偶遇一位医士为之诊视后说道：“诊脉左右手尺脉皆沉而微，其证乃阳虚小便难故也。”遂用附子、泽泻、灯心，煎服，随即小便畅通而愈。

用药是从阳虚着眼。（《普济方》）

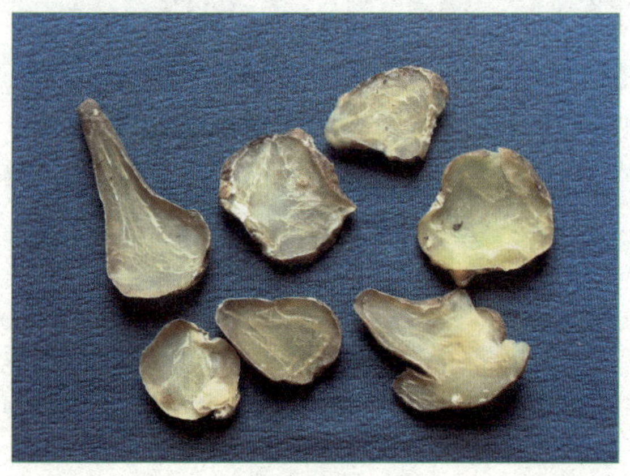

附子

按：淋证多由下焦湿热引发，但亦有由阳虚引发者，两尺脉沉微亦符合阳虚判断。药用附子扶阳治本，灯心有淡渗泄热之功，引火下行从小便而出，是此病引经之良药。

14. 紫稍花壮阳

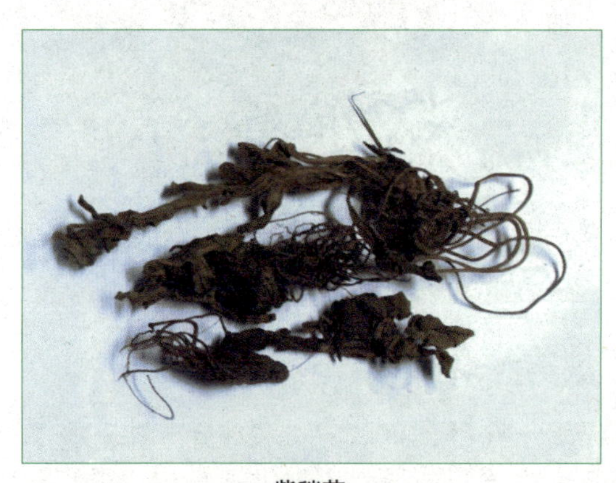

紫稍花

张锡纯曾治疗一人，年过四旬，身形羸弱，脉象细微，时患泄泻，房事不能作强。张氏处以紫稍花为末，每次服 12 克，日 2 次；再随便嚼服枸杞子 25 克左右。两月之后，其身形遽然强壮，泄泻痿废之症皆愈。再诊其脉，亦大有起色。且从前觉精神脑力日渐衰减，自服此药后又觉日渐增加。（《医学衷中参西录》）

按：张锡纯对紫稍花十分欣赏，认为紫稍花之性，人皆以为房术之药，而不知其大有温补下焦之功。凡下焦虚寒泄泻，服他药不愈者，恒服紫稍花即能愈，其能大补肾中元气可知。久久服之，可使全体强壮。至服之上焦觉热者，宜少佐以生地黄。然宜作丸散，不宜入汤剂煎服。

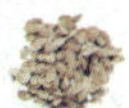

15．金樱子治好遗精

周作人早年留学日本时，患上滑精，小便后常常滴出黏液，“虚象纷呈使他心中抑郁，意兴皆尽。”自然十分苦恼。后来有人向他推荐一个方法，用中药金樱子一味煎汤服用，“经过半个月服用，病全好了，他的心绪也转佳了。”为此，他专门写了一篇笔记详述了治病经过。（《津津有味谭》）

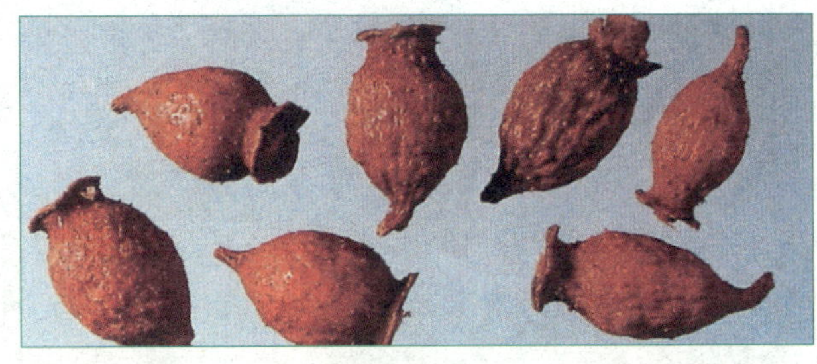
金樱子

按：滑精是指男子夜间无梦而遗，甚至清醒时精液自动滑出的病症。多是由于肾气不固造成，较睡梦中遗精，病情似要严重。《本草备要》称“金樱子固精秘气，治梦泄遗精，泄痢便数”。金樱子可以固精缩尿止泻，治疗滑精、遗尿、腹泻在临床上经常应用。

16．蜂房治疗尿床特效

名医何绍奇曾治一位尿床 2 年的高中女生，多方治疗无效，因此而无法住校，学习成绩下降，心情郁闷自不待言。何即用朱良春先生方，蜂房 100 克，剪碎，放铁锅中慢慢炒热，直至松脆，趁热碾成细末，早、晚各服 4 克，服药当晚即未尿床，基本治愈，患者及其父母皆大喜过望。（《中国中医药报》）

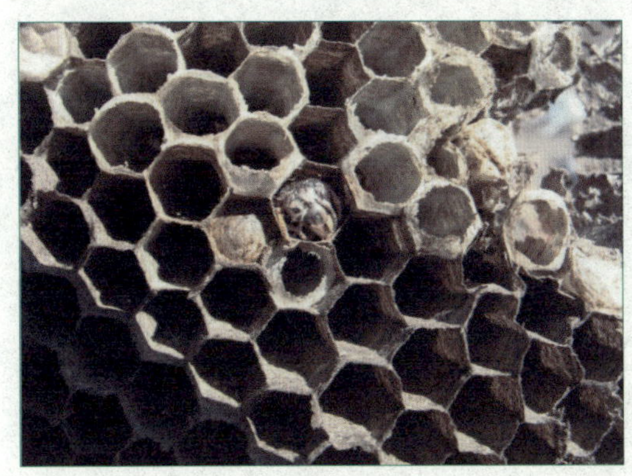
蜂房

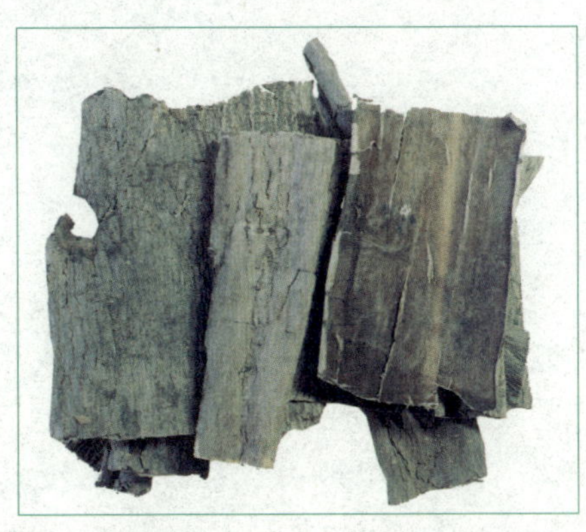
杜仲

17. 杜仲治疗肾虚腰痛

饶城之中，有个叫善平的人，得了肾虚腰痛病。沙随先生给他开了祖上传下来的偏方，其法用白酒把杜仲泡透，烤干后，捣成细末，用无灰酒调服。善平吃了3个月病就好了。（《游宦记闻》）

按：杜仲具补肝肾、强筋骨、安胎等诸多功效，为治疗肾虚腰痛要药。《神农本草经》列为上品。谓其“主治腰膝痛，补中，益精气，坚筋骨，久服轻身耐老”。

18. 酒蒸黄连治疗消渴

明代南安太守松江张汝弼曾患有消渴症，尿中还混有白浊，久服补肾药竟无效果。有一日遇见一位道人，教他用酒蒸黄连作丸服下，其疾病立即痊愈。（《名医类案》）

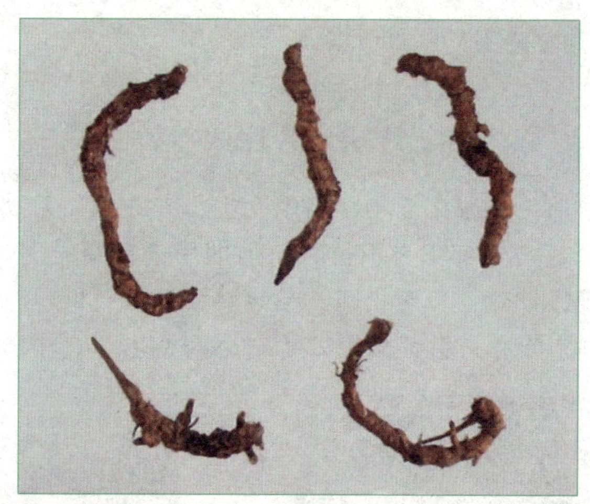

黄连

按：张汝弼患消渴而兼白浊，是下消亦即肾虚的重症。但久服补肾药不效，则不能仅从肾虚着想。道人用一味酒蒸黄连而奏效是有来历的，李时珍曾发明：“治消渴，用酒蒸黄连。”《卫生宝鉴》的记载更详细：“治消渴尿多，用黄连250克，酒500克浸，重汤内煮一伏时，取晒为末，水丸如梧桐子大，每服50丸，温水送下。”

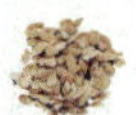

19．吴蕴初与怀山药

吴蕴初（1891—1953）曾留学日本，专攻化学，回国后刻苦钻研，终于研制味精获得成功，后又苦心经营，创办了上海天厨味精厂。吴蕴初患有糖尿病，延医诊治，注射当时治疗糖尿病的最新特效药，竟然毫无效果。有人劝吴氏改服中药黄芪、山药。于是，吴蕴初口服黄芪，并且亲自化验小便，查尿糖，一星期后，其病如故，并无改观。后来改服怀山药，每天同样查小便。自从服用怀山药后，尿中糖分逐渐减少，未几，病竟霍然而愈。

按：有一种说法，西医是实验医学，药物是在试管、动物身上实验出来的；中医是经验医学，药物是在治疗实践中验证出来的。试观此案，是像那么回事。

20．玉泉散治愈消渴病

谢觉哉是一位德高望重的革命家，被人们尊称为“谢老”。1959 年 7 月，谢老写了“住北戴河杂诗”，其中一首是：“文园病渴几经年，久旱求泉竟及泉。辟谷尝参都试过，一丸遇到不妨千。”意思是，汉代著名文学家司马相如（即文园）患了消渴病，几次被汉文帝委以重任，因病难以承担。现在自己也患上消渴病，如同久旱的禾苗盼望雨露甘泉，幸好遇上了玉泉散。过去用过节食（僻谷，不吃谷食）、尝参（吃人参），但收效都不大。谢老为此写了一段长注，全文是：

糖尿病旧称消渴症。我病消渴有年，喝水多，小便也多；夜间睡醒，口干欲裂，要喝水，有时肚子是饱的，但仍要吃，不吃就头昏眼花。西医要我限制吃米麦，每顿只能 100 克左右，中医要我睡时含参片，可免口渴，但收效都不大。偶于《叶天士手集秘方》中得一方名“玉泉散”：白粉葛、天花粉、麦冬、生地各 15 克，五味子、甘草各 10 克，糯米 15 克（分量是北京医院中医大夫定的）。服之，病若失。谚云：“吃药一千，遇药一丸”，其然乎！

这段注文，既是注释诗意，也是赞赏叶天士治疗糖尿病的秘方玉泉散。谢老身患糖尿病，试过中医、西医的治疗方法。后来，得到叶天士秘方，“服之，病若失”。得到这样一个治疗糖尿病的有效秘方，谢老自然欣喜，因此写诗记录了此事，同时特意写了一条长长的注释，详细介绍了秘方的来历及分量。

玉泉散处方：葛根、天花粉、麦冬、生地黄、糯米各15克，五味子、甘草各5克，水煎服，每日1剂。

糖尿病是一种常见病，常表现为“三多一少”的症状，既多尿、多饮、多食和体重减轻。在初期时候主要原因是体内津液亏虚，主要表现是喝水多，小便也多，口干欲裂。玉泉散可以清热生津，对糖尿病有以上症状者有效。

按：故事到此并没有结束，当时广州中药一厂（即现广州中一药业有限公司）的科研人员正在攻关，研制一种新型降糖药，要求用药安全，疗效确切，而且经济实惠。但是这种降糖药到底怎样组方？一直困扰着科研人员，多次讨论也没形成统一意见，一时陷入僵局。正在此时，一位科研人员偶然读到了谢老的这篇文章，想到可否在玉泉散的基础上研制降糖药？疗效是否真有谢老描述的那么好？慎重起见，研究人员多次咨询了全国的糖尿病专家，决定以中西医结合为方向，在中药复方的基础上与西药降糖药结合研制新型降糖药。先研制出成品，再进行药理试验和动物实验。由于西药优降糖（即格列本脲）是磺脲类降糖药中降糖作用最强的药物，且安全性较高，因此决定选择以玉泉散和优降糖结合进行研制。经过科研攻关，终于研制出了中国第一个中西药结合的新型降糖药——消渴丸。

21．加减八味丸治疗消渴

宋代有一士大夫患病渴疾，诸医遍用治消渴套方套药，几年不愈。有一名医教他服用加减八味丸，不到半年而获痊愈。医家论其病源说：其疾本起于肾水枯竭，不能上润，是以心火上炎，不能既济，煎熬而生渴。解释药性说：五味子最为得力，独能生肾水，平补降心火。（《世医得效方》）

按：中医消渴症的分型是上、中、下三消：上消多饮多溲，饮一溲一（指小便与饮水量的对比），小便清利；中消善饥消谷，大便坚硬；下消小便频多，有些可到饮一溲二的程度，小便黄浊，甚则如膏如脂，必致身体消瘦。临床上消渴有饮多、食多、溲多的“三多”特征。

这里所用八味丸即《金匮要略》的附桂八味丸，稍作加减，去掉附子、肉桂二药，虽有引火归原的作用，但辛温之性，总有助火的副作用，按法是当减去，或者减用桂、附之一种，而加入五味子以生肾水、降心火，借其酸涩之性，兼纳肾火，可以作为下消症的主要治法。

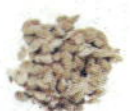

22．金钱草治疗膀胱结石

20世纪10年代，著名西医缪永祺对膀胱结石用中医古方治疗，“曾屡次试验，实无效果可言”。所以缪氏主张“唯西医之剖取术，至为可靠”。1918年7月，缪永祺去香港，途经石龙处拜访了老友陈紫泉，见其呻吟在床，遂问其故。陈说：“今患沙淋证，本欲函请先生来调治，今君适来甚好。前20余天，小便刺痛不利，滴沥而下，而今不独不愈，而且逐渐加剧。延请数医治之，皆无寸效。”

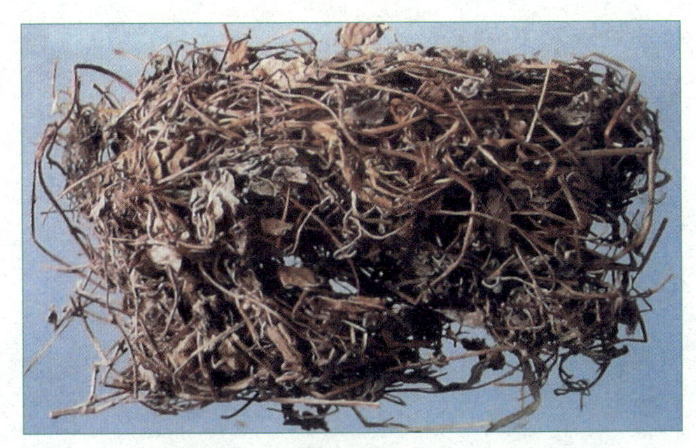

金钱草

缪以手抚其腹，确为尿潴留。于是到友人处借导尿管以排尿，顺便用导尿管探其膀胱，果然探得二石。一个大如胡桃，一个大如雀卵，坚实而圆。陈请缪氏为其治疗，缪告之：“欲根治之，必须剖取。”陈说：“吾宁死，亦不愿就此麻烦之治疗。”缪云：“除此之治法外，实无别法可以根治。”

缪去香港，两个月后，返道经此，再访陈某。陈欣然有喜色，取一小白罐给缪看。缪视之：“内有半罐极细之沙，此沙何处而来？”陈答：“先生前言吾之沙淋，除西法剖取外，实无他法。今则不用剖取，只服一味草药，而能将膀胱内之沙石打碎而出。此即由小便溺出之沙也。先生轻视中药，特留以待先生之研究也。”

缪讶其神奇：“余意沙在膀胱内，又如此之大且坚，虽用药直浸此石，亦难使其化至如是之微。假如虽有药能化至如是之微，必不能入口，可入口之药，焉能有此之猛力？即使有此之猛力，坚硬之石可化，岂人身之柔软脏腑不能化呢?余有此疑团于心，故不信其言也。可否为余再一探乎？”陈答：“可以。”于是，缪大夫又借来导尿管插入膀胱内探之，确实不能探得沙石，始信其言不谬而讶其药之奇。缪问：“此为何药?”陈答：“受一客人口传，即取出数扎与吾看，乃金钱草也。你可将此草带回，为将来之试验。其用法乃用一扎，约500克重，煎一大壶水，作茶饮，越多饮越妙。吾不过饮五六大壶而竟获愈矣。”

缪氏将此药带回后，遇一小便刺痛之人，以致点滴不出，经探其膀胱，见有结石二三枚，大如荔枝核，即给予金钱草3扎，服后排出沙石颇多，小便刺痛大减，服三四次后，溺已无沙而愈。1913年4月，缪氏又遇一农人，患沙淋七八年而来求治，经探查膀胱内有鹅卵大结石，椭圆形，另有两枚如桂圆核大小，服用金钱草4扎后，尿出沙石甚多，由此而愈，缪氏由此深信金钱草化石之功。

按：金钱草具有利水通淋、清热解毒、散瘀消肿之功。膀胱结石多由于湿热蕴结膀胱、气滞血瘀日久而致。其治疗应当清热利湿，活血化瘀。本例用大量金钱草代茶频饮，终将沙石排出，证实金钱草的确有排石之功。

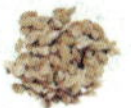

十二、肝胆病方

1．甘麦大枣汤治疗脏躁

《本事方》中记载：有一个妇人得了中医的“脏躁”之证，天天悲伤不止，哭哭泣泣，家人整日为她祈祷，盼她早日病愈。名医许叔微接诊妇人时，想到了古人有用大枣汤治好这样类似病症的例子，就给家属开出了方子：大枣 10 枚，小麦 500 克，甘草 10 克，家人回去之后按方熬制，给妇人连用几天病即痊愈。

陈自明的《妇人良方》中也记载了大枣汤救治孕妇脏躁证的案例：程虎卿的妻子怀孕 4 个月时得了这种病，白天悲伤欲哭，呵欠频频，似乎有鬼神作祟，夜则安卧，如同好人，众医束手无策。找来医生、巫师也都没能治好。有个人叫管伯周，找到程虎卿后告诉他说：我听说治疗这样的病，前人曾传下一方，叫大枣汤，你可以试试。程虎卿急忙按大枣汤的方药为妻子服用，投了 1 剂病就好了。

按：大枣汤实际上称甘麦大枣汤，出自医圣张仲景的《金匮要略》：“妇人脏躁，喜悲伤欲哭，像如神灵所作，数欠伸，甘麦大枣汤主之。”原方由甘草 15 克、小麦 1 升，大枣 5~7 枚组成，现代参考用量：炙甘草 25 克，小麦 30 克，大枣 10 枚。有养心安神、和中缓急、补脾益气等功效。适用于精神恍惚、悲伤欲哭不能自主、睡眠不实、言行失常、哈欠频作、舌红苔少等主症。现代常用来治疗诸如精神性癔病、抑郁症、神经衰弱等疾病。

2．白金丸治疗癫狂

明代有个老妇人得了癫狂病已经 10 年，家人百般治疗无效，恰巧碰见一个高人告诉她一个偏方，将郁金 350 克、明矾 150 克研成细末，用薄荷煎汁糊丸，搓成梧桐子大小的药丸，每日吃 50 丸，用清水送下。刚开始服用的时候，便感觉心胸间如有物脱去，精神开阔起来，继续用了一段时间后，神智便恢复正常，癫狂也不再发作了。（《本草纲目》）

按：这是《医方考》中“白金丸”配方，剂量正是郁金与明矾七与三之比。治疗因惊恐、忧郁，情绪不快，心气不开，痰湿乘隙而蒙蔽心窍，使人癫狂、病厥成为精神病状态者，用之有效。

3. 中风名药再造丸

再造丸是同仁堂十大王牌成药之一，其功能是舒筋活血、祛风化痰，常用于中风引起的口眼㖞斜、语言不利、肢体麻木、半身不遂等症。

同仁堂再造丸处方来自清朝太医院。一次，慈禧太后患中风病，太医李德昌为她开了一张处方，由同仁堂配成丸药，服后病愈。后来宫中其他人患中风，服此药亦有类似效果。同仁堂得知后，即将此药配制一些在民间销售，老百姓患中风，服用此药后均有不同程度的好转。后经太医院同意，此方正式收入《同仁堂丸药目录》，取名“再造丸”。再造丸原方在故宫档案馆有记载。

据《清太医院配方簿》所载，本方组成如下：蕲蛇60克，檀香、地龙、旱三七各15克，丁香、细辛、天竺黄、香附、乳香、青皮、白蔻仁、茯苓、骨碎补、朱砂、附子、僵蚕、穿山甲、白术、龟板、当归、没药、乌药、化橘红、建曲、红曲、人参、肉桂、元参、生地、防风、黄芪、首乌、甘草、黄连、生大黄、藿香、麻黄、萆薢、天麻、白芷、羌活各30克，两头尖、桑寄生、全蝎各45克，牛黄6克，犀角、冰片、麝香各9克。共同研成细末，炼蜜和丸，蜡壳封护，今市面上有售。

4. 豨莶丸治疗中风

明代有个叫成讷的人，当时担任江陵府的节度使。他在进贡皇上豨莶草丸时写道：我有个弟弟从31岁就得了中风，卧床5年，四处医治也没好。有一天来个道士告诉说，服用豨莶草丸肯定能治好。于是就按照道士的说法，在夏天5月份的时候收割豨莶草，温水洗净，去掉叶和枝头，九蒸九晒后，熬熟捣烂做成丸。每次空腹用温酒送服20~30丸。同时，服用药丸之后应该再吃几口饭以压制药物。当吃到2000丸左右的时候，突然病情加重不用担心，这是药物导致的，当服用到5000丸的时候，身体就会恢复。臣按照方法让弟弟服用，果然如此。（《本草纲目》）

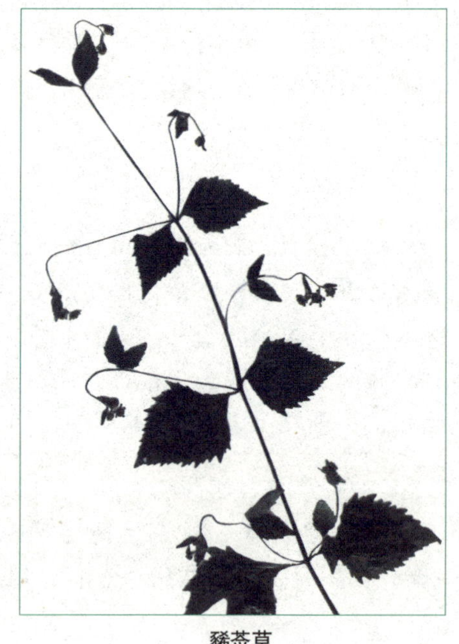

豨莶草

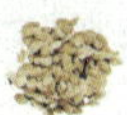

按：《本草纲目》说：豨莶草九蒸九晒则补人去痹。豨莶草能祛风湿、利关节。用酒送服，更有通络之功。

5．桑枝酒治疗中风

1959 年，郭沫若身患右侧肢体活动不便，影响日常工作。有人向他介绍，可请中国中医研究院特约研究员、著名医学家郑卓人老先生医治。郭老知道郑氏著有《灵枢经白话解》，医术高明，便欣然同意。

郑知道郭沫若事务繁忙，没有时间煎服中药，对郭老说："我从民间搜集一个验方，叫桑枝酒，已用此方 20 余年，医治半身不遂效果很好。"郭老一听很高兴，表示愿用此方。郑遂把处方写下：

炒桑枝 100 克，当归 60 克，苍术 30 克，菊花、五加皮各 60 克，地龙 30 克，丝瓜络 15 克，炮附子 10 克，川牛膝 25 克，夜交藤 30 克，木瓜 12 克，木通 10 克。上药配黄酒 2500 克，密封于罐内 10 天后把黄酒分出。将药焙干，取药研末，装入胶囊，每粒 0.3 克。每日 3 次，每次服 3 粒，用酒 15~20 毫升送服，以微醉为度，上半身瘫痪饭后服，下半身瘫痪饭前服，2 个月为 1 疗程。

郭沫若服用桑枝酒 3 个月后，病竟告愈。他很高兴，写了一幅条幅送给郑卓人以示谢意。条幅写道："从民间来到民间去，种什么田结什么果。"

6．郁金治疗胆囊炎

崔某业医，患胆囊炎。1953 年 5 月发病，起初在右肋弓处有轻度疼痛，以后疼痛日增，发病 10 天左右出现消化不良，大便呈灰白色（胆汁被阻，不能进入胃肠道所致），渐成腹泻，时有恶心，但不呕吐，身体逐渐消瘦。运动时，疼痛加剧。用中药龙胆泻肝汤和舒肝片等，共计 50 多天，效果较好。到了 11 月间，病情复发，仍用龙胆泻肝汤却不见了效果。有人推荐他看了《实用经效单方》一书，其中有郁金治疗胆囊炎的介绍，就开始试用。他用的是广郁金，每天 100 克，煎汁分 3 次，饭前服用。开始

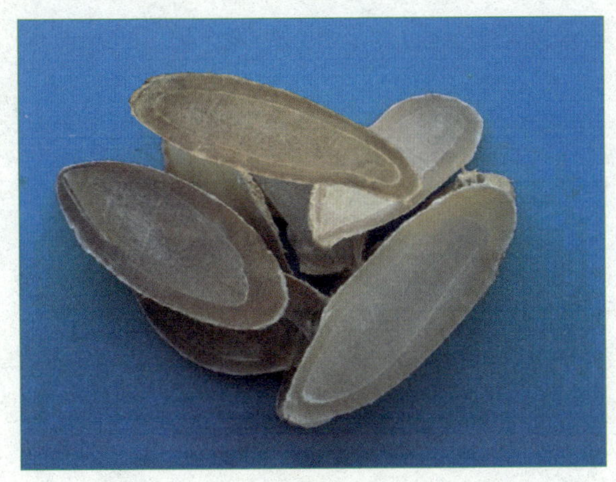

郁金

时腹部觉痛，晚间尤甚；第二天改为食后服，但夜间腹部仍痛，中午另服硫酸镁 25 克，以促进排泄。5 天后效果大显，大便溏泻呈黑紫色。连泻 3 天，大便呈黄色，腹痛渐减，肝脏肿胀亦消失。前后用药 13 天，完全治愈，未再复发。（《实用经效单方》）

十三、杂病方

1. 豆腐渣治疗肠肥腻

张汉槎，简阳人，清道光年间官至兵部主事。晚岁于医学尤多研究，精于岐黄之术，乡中凡有病痛者，莫不延请。某官僚患病不能进食，求汉槎诊视。汉槎先索50两银钱，作为制丸药之资金，服药数日即愈。病人问汉槎病系何证，所用何药，为何如此神效？汉槎笑而返其银两，说道："君病因肠胃肥腻，吾思善去脂垢者莫如豆腐渣滓，故用之为丸，是以偶中耳。"又问君何以不早言明？汉槎反问："倘使君若先知道了，你肯服吗？"

按：张氏能"洞见症结"，知其"病因肠胃肥腻"而起，巧用豆腐渣治之，颇具匠心。今人欲治肠胃肥腻，膏脂超标者，不妨一试。

2. 花椒水治疗打呼噜

钱老先生退休后爱上一种收藏——收集验方，亲朋好友有个头痛脑热的，他常常支上一招，介绍个验方试试，别说，还挺管用。邻居老王"发福"后，睡觉老打呼噜，影响家人休息。钱老先生就送他10粒花椒，让他睡前用这10粒花椒泡水，待水凉后喝下，连喝5天，保管有效。6天后，王婶打来电话报喜："俺家老王晚上不打呼噜了，老钱啊，你这验方还真好使。"（《中国中医药报》）

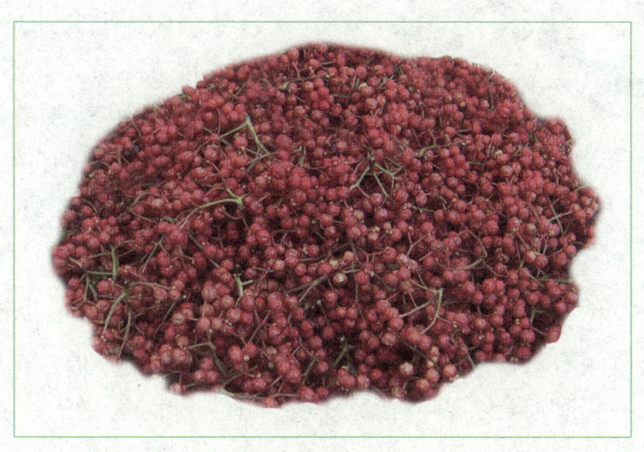

花椒

3．甘草解药毒

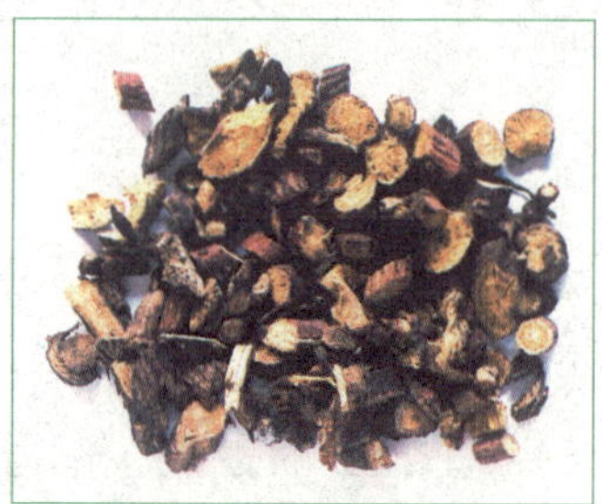
甘草

明永乐间，御医盛寅清晨在御药房值班，忽然昏眩欲死，众御医百方治疗，没有能收效者。有一草泽医人知道后应召治之，服药一剂而愈。皇帝问是什么病？其人说：盛太医清晨空腹入药房，卒中药毒，能和解诸药者，非甘草莫属也。”皇帝问盛寅，果然是未吃早餐。于是重赏了草泽医。（《庚巳编》）

按：满朝御医百方治疗无效之病，竟被一草泽医人轻松治愈，关键在于识病。甘草能解百毒，这是大家所熟知的，这位草泽医用在此症极为得当，因盛寅空腹进入药房，脾胃内虚尤易中药毒。

4．白芷解蛇毒

宋朝时，临川有人以弄蛇卖药为业。一日为蛇所咬，即时发作，一侧上臂肿大如腿；不一会儿，遍身皮肉肿胀作黑黄色，遂死去。有道人曰：“此人死矣，我有一种药能疗，但恐毒气益深或不可治，诸位能相与证明，方敢为之出力。”众人应之，乃求钱20文急走，约一顿饭工夫奔回。命取新汲井水，解囊中药调一升，扶伤者口灌之。药灌尽，黄水自其口中流出，臭秽熏人，四肢肿胀应手消缩。其人坐起，与未伤时无异，遍拜众人，尤其郑重致谢道人。道人曰：“此药甚易办，不过是香白芷一物罢了，法当用麦冬汤调服，今事急迫，故以水代之。”有人得其方，遇鄱阳一位兵卒，夜间值勤，被毒蛇啮腹。次日赤肿欲裂，亦以此饮之而愈。（《夷坚志》）

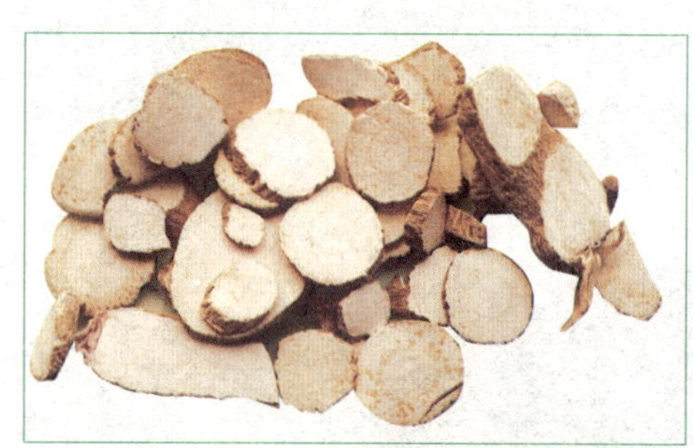
白芷

按：白芷治蛇伤有多种记载，其法内服、外敷皆可，可供借鉴。道士救人之前一番话语颇有城府，于今不无借鉴意义。另外，浙江径山寺有一个僧人被蛇咬伤，一只脚溃烂，百药治之不愈。有一个云游僧人来到径山寺，教他用新汲水反复洗净患处，见到白筋方止，揩干。然后用白芷研末加入胆矾、麝香少许掺之，恶水涌出，天天如此，1个月后平复。

 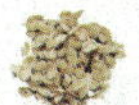

5. 季德胜蛇药

季德胜1898年生于江苏省宿迁县郊外的一座破庙里，其父季明扬靠祖传秘方蛇药为生，是个足迹遍及大江南北的蛇医郎中。地无一亩，房无一间。季德胜在襁褓中就由父母轮流背着，走南闯北，到处奔波。6岁那年，母亲病故。他和父亲相依为命，从早到晚跟随父亲到荒山野外采集药草，捕捉蛇、蝎、蜈蚣等虫类，配制祖传蛇药，走街串巷，摆地摊，耍蛇卖药，人称“蛇花子”。父亲的捉蛇技巧，养蛇方法，采药炼制秘方的诀窍，治疗蛇伤病人的技术，季德胜耳濡目染，10岁时已初步“入门”，随着年龄的增长，逐渐成为父亲的得力助手。

1924年，父亲病故。25岁的季德胜孑然一身，决心遵照父亲的嘱咐，把蛇药秘方继承下来。传到季德胜手中的蛇药秘方，已是第五代了。他的祖先在一代一代传授秘方的过程中，不曾有任何文字记载，主要靠口授心记，躬身实践。一来怕文字记载万一丢失，就会落入他人之手；二来无论清朝还是民国时期，从事这种职业的人，多半一贫如洗，目不识丁。季德胜的祖宗曾立下规矩：秘方“传子不传女，世代不外传”，所以季德胜视秘方比生命还宝贵。他曾经听父亲说过，季家秘方是一代胜一代，代代有发展，这就暗示了秘方的药味是有增减变化的。他父亲传给他的是一个囊括几十味动植物药的“乱方”，如半边莲、黄开口等草药都是中医常用的解毒止痛药物，没有固定的药物剂量，一般凭经验靠目测，信手抓药配制而成。这个秘方，不仅药物种类多，而且用药量大，病人服用很不方便，有时疗效也不稳定。季德胜下决心把秘方简化成一个服用方便、疗效更高的秘方。他先将原方中的药物，一味一味地鉴定，尝遍各种药物。在尝药过程中，他多次中毒。每次中毒，就服用父亲传授的解毒药物。凭着这种原始的试药方式，去粗存精，反复交替在自己身上试用，让毒蛇咬伤自己的肩部、手臂、足趾等部位，再外敷、内服自己配制的秘方，一次又一次地检验蛇药的疗效。花了近10年心血，终于实现夙愿，将秘方中的各种药物研成粉末，加药液调和，用手工做成直径2.5厘米、厚0.5厘米的黑色药饼和一种状如梧桐子的药丸，每个药饼和药丸都印有红色“季”字标记，亮出了“季德胜蛇药”的牌子。

1956年南通市卫生局吸收季德胜进入南通市中医院，开设蛇毒专科门诊，结束了他流荡江湖、穷困潦倒的前半生，昔日“蛇花子”成为国家医院的专科医生。他将秘方献给国家，通过科学整理研究，疗效愈发确切。南通市中医院从1956年到1972年应用季德胜蛇药治疗毒蛇咬伤患者600多例，治愈率高达99.57%。

6．蜈蚣救治季德胜

蛇医季德胜有一次为了研究一条从未见过的小花蛇毒性，让它在自己小臂上咬了一口，没想到被咬的皮肤陡然发黑。虽然服了两次自己的蛇药，仍然未能控制毒性发展，进入半昏迷状态，各位医家束手无策。季德胜说：“药物已经无效了，给我捉5条大蜈蚣来，让我吞下去，也许还有希望。”结果5条蜈蚣生吞下肚，病情仍未见好转。当即发电报给重庆，向大师兄求救。师兄回电云：“仍吃蜈蚣，数量加倍。”依法服用后，奇迹发生，季德胜肩上皮肤的黑色逐渐消退，神志清醒，15条蜈蚣挽救了这位蛇王的性命。

按：清代医家黄宫绣曾云：“蜈蚣本属毒物，性善啖蛇，故治蛇症毒者，无越是物。”可知此案获效是有根据的。

7．鸡涎治疗蜈蚣咬伤

沪上名医陈存仁幼年时，半夜睡觉中手指被蜈蚣咬伤，家长急忙翻阅《张氏验方新编》，看到鸡涎能解蜈蚣毒的方法。于是捕捉一鸡，把鸡嘴用手掰开，将被咬伤的手指伸入鸡嘴，浸润于鸡涎中，“顿觉滑润凉快，片刻之间，疼痛即止。”次日再看手指，上有两个黑点，是为蜈蚣所咬的毒痕。事隔多年，陈存仁“犹能记忆犹新”。（《津津有味谭》）

按：上面有蜈蚣救治季德胜蛇咬中毒案，因为“蜈蚣本属毒物，性善啖蛇，故治蛇症毒者，无越是物。”本例则因鸡善啖蜈蚣，由此推论，鸡涎当能化解蜈蚣之毒。所谓“卤水点豆腐，一物降一物”，此属格物致知的思维方式。

8．金银花治疗蘑菇中毒

宋代崇宁间，苏州天平山白云寺有5个僧人行走于山间，捡到一丛大蘑菇，就摘回来煮着吃了。至夜间5人都呕吐起来，其中3人急忙采集鸳鸯草生吃，遂告愈。另2人不肯吃，呕吐至死。此草蔓藤而生，对开黄白花，傍水处多有之。治痈疽肿毒有奇功，或服，或敷，

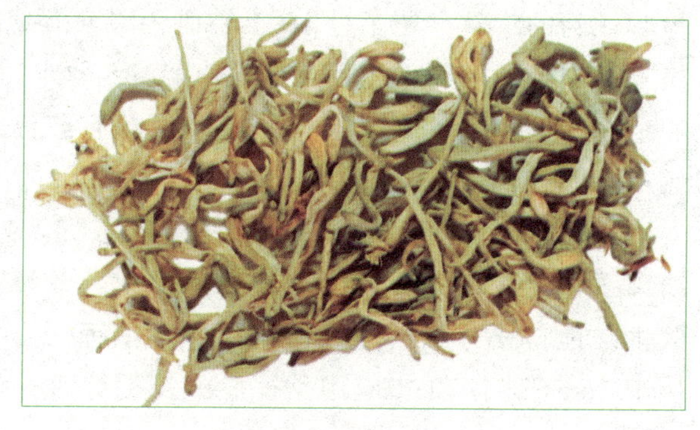

金银花

或洗皆可。今人谓之金银花，又曰老翁须。（《夷坚志》）

按：金银花又名忍冬花，出自《本草纲目》，由于忍冬花初开为白色，后转为黄色，因此得名金银花。《本草纲目》记载：金银花可以治“一切风湿气及诸肿毒、痈疽疥癣、杨梅诸恶疮。散热解毒。”是为清热解毒要药，治蘑菇中毒没想到有如此良效。

9．绿豆、黑豆解附子中毒

宋代有一人喜欢用药酒滋补，不想因为服用附子药酒过多，头面肿大如斗，口唇裂开流血，痛苦不堪。有人教用绿豆、黑豆生嚼食之，并用这两种豆煎汤饮服，其病即解。（《夷坚志》）

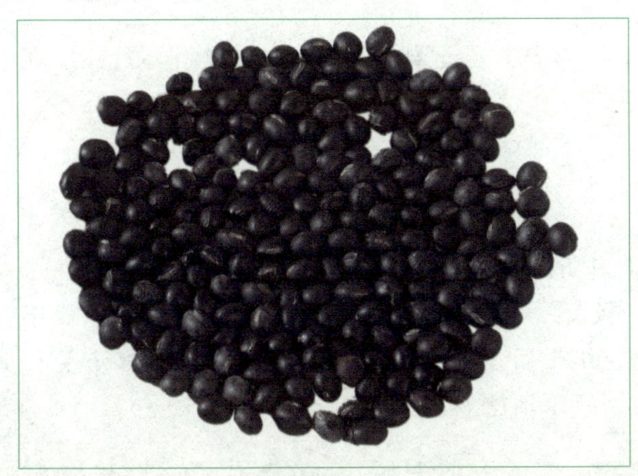

黑豆

按：附子有毒，古炮制法有用醋、童便、盐水、姜汁等方法，或用甘草、黑豆等炮制，旨在去除毒性。

10．螃蟹捣敷解漆气之毒

清初安徽名医崔默庵，医多神验。有一青年新婚，不过几天皮肤发疹，周身漫肿，头面如斗，诸医束手无策。请崔默庵诊视，察其六脉平和，仅仅稍微虚些，余无异常，一时难以查出病因，故而久久思之。因坐轿远道而来，就在病床前用餐。病人目框尽肿，以手掰开眼睛看他吃饭。崔问：“你想吃饭吗？”“甚想，怎奈医生不让我吃。”崔曰：“这病怎么会妨碍饮食呢？”遂让其进食，见他甚能吃饭，越发觉得不解。许久，见其房中家具皆是新制，漆气熏人。顿时大悟，“吾得之矣”。立命将病人移至别室，以鲜螃蟹数千克生捣如泥，遍敷

周身，不到两天，肿消疹现，病入坦途。原来此病由漆气中毒引发，“他医未识耳”。（《广阳杂记》）

按：螃蟹生捣外敷可解漆气之毒，本草早有记载。

11．芋梗治疗蜂毒

宋代，有读书人刘易，隐居于王屋山中读书。某日在书斋中忽然看见窗外一个大野蜂被蜘蛛网搏住，挣扎之际，野蜂竟将蜘蛛螫伤坠下地面。只见蜘蛛腹胀欲裂，性命危在顷刻。但见蜘蛛缓缓爬入草地，咬破芋丛之梗，以伤处与芋梗相触摩。许久，蜘蛛腹胀已消，竟然轻捷如常。刘易受之启发，此后见到有人被蜂所螫者，就告以用芋梗敷之，随即可愈。（《续墨客挥犀》）

按：唐《大明本草》已记载：“芋梗，搽蜂毒尤良。”《本草衍义》云：芋梗“涂蜘蛛伤”。

12．葛花治疗醉酒

《寿世保元》中记载：有一个男子，嗜酒如命。一次，此人喝酒后大醉不醒，整日昏睡，家人无计可施，求人请龚廷贤先生会诊。诊毕，龚先生说：用樟树的嫩叶、葛花烘干后，等分研成粉末，白开水冲服15克。家人照法做了之后，醉汉马上就恢复了清醒。

按：葛花解酒，文献早有记载。《滇南本草》：“葛花治头晕，憎寒，壮热，解酒醒脾，酒痢，饮食不思，胸膈饱胀，发呃，呕吐酸痰，酒毒伤胃，吐血，呕血，消热。”樟树叶似无相关记载。实际上单用葛花解酒即可。

13．茯苓治疗脱发

岳美中老中医曾治疗一例脱发病人。徐某，男，21岁，1976年来找到岳老看病。来诊时头发已经掉了大多数，几乎成了光头，脉象濡弱，舌苔稍白，其他没有什么改变。岳老只开了一味药，茯苓500~1000克，研成细末，每次白开水冲服6克，每日2次，就这样，大约过了2个多月，小伙子又来找到岳老，见面时他的头发已经全部长了出来，病已基本痊愈。（《岳美中医案集》）

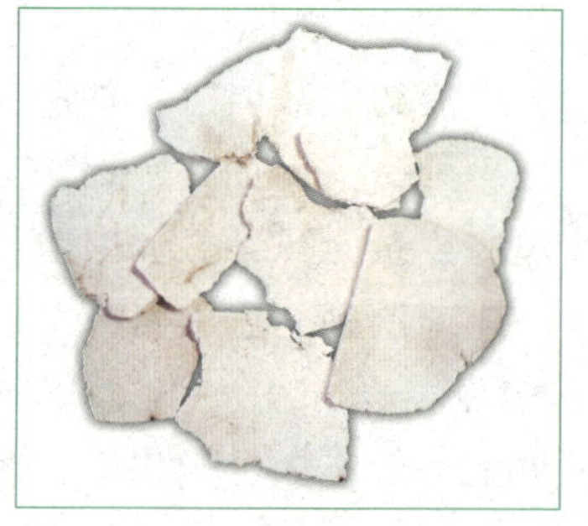

茯苓

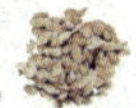

按：脱发分几种情况，或者说几种病因。本例脱发当系患者湿气偏重，浸淫头皮，发根不固所致。若由肾虚或者血虚引起者，恐不相宜。

14．磁石治疗误吞铁钉

明代有王姓小儿1周岁多，闲玩时，将一铁钉误吞入腹，其母将小儿倒提，指望吐出铁钉，岂知铁钉未吐出不说，反而口鼻满是血污，哭闹不止。名医张景岳接诊，一时亦无计可施。忽忆及“铁畏朴硝”之说，顿生一计，嘱用磁石、朴硝共研为末，令以猪油熬熟再加蜂蜜，调和末药，令小儿吞下。傍晚服药，三更时泻下一物，如栗子大小，莹亮光滑，药裹其外。拔开一看，竟是那枚蘑菇状铁钉。儿父问：先生用的是什么神方？景岳笑答：仅磁石、芒硝而已。非磁石不能使药附钉，非芒硝不能逐钉排出，非猪油则不能润滑，非蜂蜜则小儿不愿吞服。四者相合则裹钉排出而不伤胃肠。（《景岳全书》）

15．粥调炭末治疗铁钉入胃

清时漳浦县大学士蔡葛山奉旨校对《四库全书》书稿时，常因出现讹字而被扣薪，但有一件事使他大得其益。其幼孙误吞铁钉，医家以朴硝等药攻之不下，奄奄待毙。恰好蔡校书校至《苏沈良方》，见有“误吞铁物方”，法用新炭皮为末，与稀粥调匀服食，其铁自下。蔡依法试之，果然见炭屑裹铁钉而出。蔡由此知方技杂书都有可用之处。（清代徐锡麟《熙朝新语》）

按：以一个外行，照书得方竟得愈疾，实在不能不叹服。中医药学确实是一个伟大宝库，内有许多瑰宝尚未发掘，值得深思。

16．韭菜治疗异物入胃

有一位30岁女性，因与人口角，情绪失控，在家吞下6枚缝衣针，3小时后腹痛难忍，后被丈夫发现，急诊入院。经X线检查见腹部有6根金属物，其中5根在胃内，且有3根似在胃窦内，好像已刺入胃壁肌层，1根已进入小肠。医生叫病人吃炒韭菜，使其包裹缝衣针排出体外，经多次进食炒韭菜，6根缝衣针在48小时内先后排出。

另有8岁男孩误吞金属钥匙，也叫他吃炒韭菜，24小时后，韭菜包裹着钥匙排出体外。

用炒韭菜这种方法先后治疗了15例误吞金属或非金属异物的病人，包括钥匙、大头针、钱币、小刀、假牙、笔帽等，效果均好。（《中国中医药报》知识

与健康专栏，第 1381 期）

按：遇到此类病人，因为家属心情急躁，顾虑重重，首先要做好安慰工作，能立即取出者可采取措施立即取出。不能立即取出者，可用本法自然排出为好。不必操之过急，非得马上手术，使病人遭受不必要的痛苦。

吃炒韭菜的具体办法：将韭菜切成 3 厘米长左右，炒时放盐不放油，以老韭菜为好。患者要少动，不能弯腰，最好仰卧位躺着。多动可能造成异物伤及消化道。不要禁食，但要禁油，因油脂滑溜不易使韭菜包裹异物，不宜喝麻油或石蜡油。但吃糯米饭最好。

后　记

勤求古训，博采众方，这是医圣仲景的教诲。自从编者习医以来，一直对偏方抱有很大兴趣，治学之余顺手收集了不少偏方，本是为自己临床备用的，至今已有20多年了。储才之法，在于平日。这本书就是日积月累攒出来的，所谓拣鸡毛凑掸子是也。现在觉得把它们整理出来，供学者参考，意义也许更大些。如若突击式地整这种书，急于功利，难免东拼西凑，质量反而难保。

我的两个弟子王波、杨洪云为本书做了大量工作，主要是进一步收集资料，由我确定选题原则、结构层次、体例及文字要求，由他们放手去做。就我而言，之所以让他们来做，绝非偷懒，旨在传帮带，教他们做学问，也算尽一份师长的责任；对他们而言，是在学中干，干中学，只要用心体会，应该从这次实践中获取教益，比起学什么“写作大全”强多了。以我看法，培养一个中医也许不难，但要他们会做学问，写出像样的文章来，进一步能著书立说则非易事，这与临床工夫是两回事。

全书由我最后统稿，我要对本书的质量负责，如有不当之处，还望贤达赐教。

最后感谢本书责任编辑寿亚荷编审，是她支持了本书的问世。

张存悌

2012年5月14日于大医精诚中医院

向您推荐我社中医保健图书